在宅医療の技とこころ

在宅薬剤管理入門

コミュニティ・ファーマシストの真髄を求めて

和田忠志　川添哲嗣　監修
大澤光司　宇田和夫　髙橋眞生　串田一樹　編集

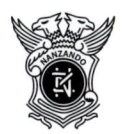

南山堂

執筆者一覧

川添　哲嗣	南国病院薬剤部	
和田　忠志	いらはら診療所	
藤原　英憲	つちばし薬局	
串田　一樹	昭和薬科大学医薬情報評価教育串田研究室	
益山　光一	厚生労働省医薬食品局審査管理課	
大澤　光司	メディカルグリーン	
根本　みゆき	ねもと薬局グループ	
宇田　和夫	ファーコス	
萩田　均司	薬局つばめファーマシー	
岩渕　安史	フレンド薬局石巻	
藤森　真紀子	みずほ薬局	
水嶋　節子	くるみ薬局	
原崎　大作	アクア薬局	
伊勢　佐百合	北常三島調剤薬局	
堀籠　淳之	中央薬局（旭川市）	
日比　知栄子	とまと薬局	
中野　正治	あおぞら調剤薬局	
眞鍋　知史	千葉県薬剤師会	
丹野　佳郎	石巻医薬品センター薬局	
瀬川　正昭	徳島文理大学薬学部／NPO法人 山の薬剤師たち	
木村　雅彦	あけぼの薬局	
金井　秀樹	なのはな調剤薬局	
豊田　義貞	松井調剤薬局	
福島　紀子	慶應義塾大学薬学部	
黄　栄吉	アオイ薬局	
玉井　典子	友愛メディカル	
轡　基治	うえまつ調剤薬局	
前田　桂吾	フロンティアファーマシー	
水野　正子	チューリップ薬局	
長谷川　聰	タカノ薬局湘南秋谷	
坂本　岳志	あけぼの薬局	
長富　範子	ファーコス	
齋藤　直裕	ゆう薬局	
小泉　篤史	ファーコス	
小林　輝信	徳永薬局	
高橋　眞生	カネマタ薬局	

（執筆順）

シリーズ監修　和田　忠志　いらはら診療所

シリーズ「在宅医療の技とこころ」に寄せて

いらはら診療所　和田忠志

　このたび，南山堂より，シリーズ「在宅医療の技とこころ」が発刊されることになりました．わが国において，超高齢社会の到来とともに，在宅医療や緩和ケアを身につけた医師が必要であることが広く認識されています．この社会背景の中で，本シリーズが出版されることは，非常に時機を得たものと思います．

　本シリーズは，どこまでも「在宅医療を実践する立場」で，わが国の実践者の中でも，特にすぐれた活動を行っている方々に，各巻の編集を依頼いたしました．そして，編集の先生方には，現場に即した「実践の智」を読者の方々に伝えられるような本作りをお願いしました．また，各巻のテーマについても，在宅医療で遭遇する頻度が高く，かつ，重要な問題に重点を置いてテーマを選びました．これから在宅医療を始めようとする方にも，すでに在宅医療をされている方にも，また，在宅医療に関心のある臨床研修医の方にも，使っていただけるシリーズであると信じます．

　このシリーズが，わが国の在宅医療の推進に少しでも役に立てれば，という願いをこめて，世に送りだしたいと思います．

序

　このところ在宅医療がとてもメジャーになり，正直喜んでいる．思い返すと1998年，筆者が在宅訪問を始めた頃，それは大変珍しがられたものである．十数年を経た今，かかわる薬剤師も大変多くなり，在宅医療における薬剤師の活躍ぶりは全国各地から報告されるようになっている．

　しかし一方では，在宅医療を儲けの手段として捉え，その本質を忘れている薬局もあるように聞く．主語が「患者さん」ではなく薬剤師となり，利益目的のみで取り組むような在宅訪問は絶対にやめてほしい．あくまでも主語は「患者さん」である．患者さんに何が必要なのか，患者さんが何を求めているのかをきちんと聞きとり，そのためには自分たちに何ができるかを考えつつ行動していくことは，医療そのものの本質である．そのマインドを絶対に失わずにかかわってほしい．

　本書はそんな本質やマインドをベースに書かれている．そしてそのベースの上に，具体的な取り組みにおける留意点を解説した項目を多数掲載している．在宅医療にかかわる全国の薬剤師の傍らに本書が置かれ，在宅医療の本質とマインドをしっかり継承してくださることを切に願う．

　なお，この場をお借りして，本書の発刊のために企画から執筆までご尽力いただいた，和田忠志先生ならびに編者の先生方，そして各項目をご執筆いただいた在宅医療・地域医療でご活躍の全国の先生方に厚く御礼申し上げたい．また，幾多の苦難を乗り越え完成に導いてくださった南山堂の皆様，とくに伊藤様，宇津木様にも心より御礼申し上げたい．

2014年7月

川添　哲嗣

目 次

第 I 章 総 論

❶ コミュニティ・ファーマシストの真髄を求めて ……………… 和田　忠志　2
❷ 患者との信頼構築を重視する地域に根ざす薬局・薬剤師 ……… 藤原　英憲　6
❸ 今，薬剤師の覚悟を示そう ………………………………… 串田　一樹　10
❹ 在宅医療の必要性と薬剤師への期待 ……………………… 益山　光一　14
❺ 超高齢化社会の現状を踏まえた薬剤師の役割 ……………… 大澤　光司　21

第 II 章　先人からのメッセージ

❶ 一生懸命が生んだ多職種連携 …………………………… 根本みゆき　26
❷ "在宅"に取り組み今思うこと，そして次の一歩のために ……… 宇田　和夫　30
❸ 初めての訪問 …………………………………………… 川添　哲嗣　35
❹ 私の薬剤師人生と在宅医療 ……………………………… 萩田　均司　39
❺ 仮面ライダーとショッカーが生んだもの ………………… 岩渕　安史　43
❻ 患者さんの笑顔がやる気の源 …………………………… 藤森真紀子　48
❼ 依頼がきたら，断らないで一歩踏み出そう ……………… 水嶋　節子　52
❽ きっかけを大切に ………………………………………… 原崎　大作　56
❾ 多職種のなかで活躍する薬剤師への期待 ………………… 伊勢佐百合　61
❿ 多職種とのネットワークを活用しよう！ ………………… 堀籠　淳之　65
⓫ 信頼関係を築くために …………………………………… 日比知栄子　69

第 III 章　地域での試み

❶ 認定NPO法人長崎在宅Dr.ネットと
　長崎薬剤師在宅医療研究会の連携 ……………………… 中野　正治　72
❷ 千葉県薬剤師会の取り組み ……………………………… 眞鍋　知史　75

❸ 震災後の在宅医療
　―東日本大震災支援が嚆矢となった在宅医療― ………………… 丹野　佳郎　78
❹ 山の集落における地域医療への取り組み ………………………… 瀬川　正昭　81

第Ⅳ章　在宅関連調剤報酬および介護報酬

❶ 在宅患者訪問薬剤管理指導と居宅療養管理指導の違い …………… 萩田　均司　84
❷ 介護保険被保険者証のみかた ………………………………………… 萩田　均司　87
❸ 居住系サービス事業所の入居者への訪問算定要件とポイント …… 萩田　均司　89
❹ 在宅患者緊急訪問薬剤管理指導 …………………………………… 藤森真紀子　91
❺ 在宅患者緊急時等共同指導 ………………………………………… 藤森真紀子　93
❻ 退院時共同指導 ……………………………………………………… 藤森真紀子　95
❼ 介護保険における公費対象者 ………………………………………… 川添　哲嗣　97
❽ 生活保護者，中国残留邦人，介護保険料未払い者への対応 ……… 川添　哲嗣　99
❾ サポート薬局制度 …………………………………………………… 川添　哲嗣　101
❿ 無菌調剤室の共同利用 ……………………………………………… 萩田　均司　104

第Ⅴ章　訪問薬剤管理指導

❶ 訪問薬剤管理指導の開始に至る4つのパターン ………………… 大澤　光司　108
❷ 患者とのコミュニケーションポイント …………………………… 大澤　光司　111
❸ 在宅訪問における薬剤師の役割 …………………………………… 川添　哲嗣　114
❹ 訪問薬剤管理指導の流れ …………………………………………… 木村　雅彦　117
❺ 服薬管理支援のポイント …………………………………………… 金井　秀樹　121
❻ 在宅患者の体調チェックポイント① ……………………………… 豊田　義貞　127
❼ 在宅患者の体調チェックポイント② ……………………………… 川添　哲嗣　133

第VI章　各疾患への服薬管理支援

❶ 高齢者への服薬管理支援 …………………………………… 福島　紀子　140
❷ 薬物動態を踏まえた薬効評価と副作用モニタリング ………… 黄　　栄吉　146
❸ 認知症患者に対する服薬管理支援 …………………………… 玉井　典子　151
❹ パーキンソン病患者に対する服薬管理支援 ………………… 黄　　栄吉　157
❺ 在宅緩和ケアの概念 …………………………………………… 轡　　基治　163
❻ 在宅緩和ケアにおける薬剤師の役割 ………………………… 前田　桂吾　168
❼ 褥瘡ケアと薬剤 ………………………………………………… 水野　正子　172
❽ 在宅経腸栄養法 ………………………………………………… 長谷川　聰　178
❾ 在宅中心静脈栄養法 …………………………………………… 坂本　岳志　182
❿ 輸液の無菌調剤調製法 ………………………………………… 長富　範子　188
⓫ 在宅患者への物品供給 ………………………………………… 齋藤　直裕　192

第VII章　届出および作成書類

❶ 地方厚生支局，国保連，都道府県，福祉窓口への届出書類 ……… 小泉　篤史　198
❷ 医療機関からの処方せんへの訪問指示および情報提供書 ……… 川添　哲嗣　201
❸ 薬学的管理指導計画書の書式と記載のポイント ……………… 小泉　篤史　205
❹ 訪問同意書（医療保険）および
　 重要事項説明書・契約書（介護保険） ………………………… 川添　哲嗣　211
❺ 薬局内外の掲示物，在宅訪問用名刺や名札の例，
　 個人情報保護に関する書類 …………………………………… 川添　哲嗣　212
❻ 報告書と薬歴の記載ポイント ………………………………… 川添　哲嗣　216
❼ ITツールを利用した業務の効率化 …………………………… 小林　輝信　219

第 VIII 章　在宅ケア諸制度と多職種連携

- ❶ 介護保険制度における要介護認定と支給限度基準額 ……………… 和田　忠志　224
- ❷ 介護支援専門員と地域包括支援センターの役割 …………………… 和田　忠志　225
- ❸ 在宅医療を支える医師の役割 ………………………………………… 和田　忠志　226
- ❹ 訪問看護師の役割 ……………………………………………………… 和田　忠志　228
- ❺ 歯科医師，リハビリテーションスタッフ，ホームヘルパー，
  栄養士との連携 ………………………………………………………… 和田　忠志　229
- ❻ 居住系サービス事業所との連携 ……………………………………… 和田　忠志　231
- ❼ 各職種との連携のポイント …………………………………………… 髙橋　眞生　234

索　引 ……………………………………………………………………………………… 237

本書の使用方法

　本書は読者ニーズにあわせて章別に項目を設定している．通読すると系統的な知識が得られるが，次のような読み方もよい．

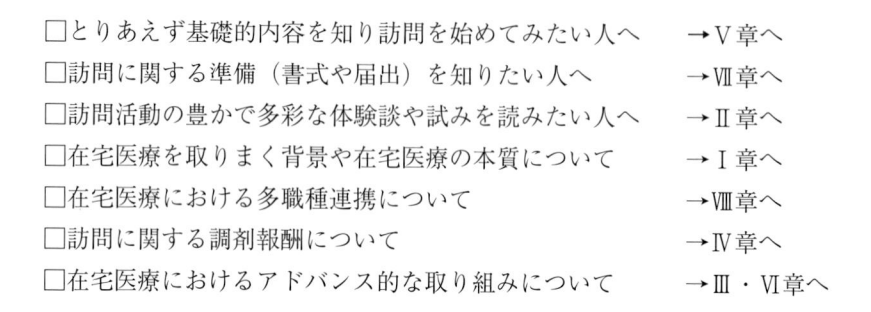

□とりあえず基礎的内容を知り訪問を始めてみたい人へ　　　→Ⅴ章へ
□訪問に関する準備（書式や届出）を知りたい人へ　　　　　→Ⅶ章へ
□訪問活動の豊かで多彩な体験談や試みを読みたい人へ　　　→Ⅱ章へ
□在宅医療を取りまく背景や在宅医療の本質について　　　　→Ⅰ章へ
□在宅医療における多職種連携について　　　　　　　　　　→Ⅷ章へ
□訪問に関する調剤報酬について　　　　　　　　　　　　　→Ⅳ章へ
□在宅医療におけるアドバンス的な取り組みについて　　　　→Ⅲ・Ⅵ章へ

　アドバンス的な取り組みの内容の部分は詳細まで語ることはできていないが，その全体像だけでもここで掴んでおいてもらいたい．専門的知識を深めるためには，やはり専門書やそれらにまつわる研修会への参加をお勧めする．

Ⅰ 総　論

1 コミュニティ・ファーマシストの真髄を求めて

　本書はわが国で最初の系統的な訪問薬剤管理指導[注]の書である．この書は筆者が出会ってきた，地域で優れた活動を行う多くの薬剤師「コミュニティ・ファーマシスト」の深い洞察と公益性に啓発されて企画したものである．
　薬剤師ではない筆者が「コミュニティ・ファーマシストの真髄を求めて」という題の稿を記載するのは誠に僭越ではある．筆者が本稿を書く理由をあえて述べれば，筆者に多くの学びを与えてくれた薬剤師の方々の活動を，筆者なりの言葉で紹介するのが役目と心得ている．訪問活動の理想を体現している薬剤師とはいかなるものかについて，筆者の理解する限りにおいて述べてみたい．

Ⓐ 幅広い健康・医療相談に応じ，患者を支援するコミュニティ・ファーマシスト

　一般に，通常の人の受療行動は次のようなものである．一般市民が多少の健康不調を感じたとき，たとえば，かぜをひいたり，かすり傷程度のけがを受傷したり，また下肢を捻挫したとき，すぐに医療機関に行く人はおそらく少数であろう．多くの人は，まずは薬局あるいは薬店（あるいはドラッグストア）で，薬物や湿布などを買い求めるであろう．つまり，薬局は最前線の「医療の入り口」である．そして，開局薬剤師は，病院や診療所などの医療機関にかかる前の，より「前線」で，健康や傷病に関する相談に応じる．
　薬剤師は患者に詳しく問診し，傷病を想定し，必要に応じ，OTC（Over-the-Counter）薬を勧めるであろう．しかし，OTC薬では対応できないほどに傷病が重い場合には，適切な医療機関を勧めるだろう．また，薬剤師は，地域の医師をよく知り，その都度患者の問題に対して適切な医師を紹介し，受診後は，

注：本書における薬剤師の訪問活動およびその給付に関する用語の使用法
　薬剤師の患者および家族等に対する「医薬品その他に関する管理や指導」は，大きく分けて，薬局の窓口で行われるものと，患者の居住空間において行われるものに分類できる．これらの管理指導は，薬剤師の行う本質的な対人サービスであるが，そのうち，患者の居住空間において行われるものを，本書では「訪問薬剤管理指導」と呼称することにする．「訪問薬剤管理指導」は，知識，技能，態度を含む，対人サービス行為の技術である．
　技術としての「訪問薬剤管理指導」に対して，社会保険給付が行われる．医療保険における「訪問薬剤管理指導」に対する給付が「在宅患者訪問薬剤管理指導（料）」である．また，介護保険における給付が「居宅療養管理指導（料）」および「介護予防居宅療養管理指導（料）」である．

その医療機関の処方薬を自ら調剤する．また，処方せん取り扱いに当たり，必要に応じ，医師の説明を補足したり，適切な療養指導を行うのである．

地域の薬局は医療の最前線であり，そこでの薬剤師の本領は，患者が「医療機関にかかる前から，かかった後に至るまでの総合的な健康・医療相談に応じ，適切な医療が実施されるマネジメントを行う」ことである．この患者との信頼関係を基盤とする"かかりつけ薬剤師"は，地域医療において重要な，権威の高い仕事である．この仕事は，薬剤師にとってもやりがいのある仕事と思う．

Ⓑ 訪問薬剤管理指導は「かかりつけ薬剤師の活動」の延長線上にある

患者に深い関心をもつ薬剤師は，患者が高齢化し，ADL が低下して薬局窓口に来るのが困難になったとき，処方薬をもって患者の自宅を訪れるであろう．このような薬剤師の活動が制度に反映されたのが，「訪問薬剤管理指導」である．つまり，訪問薬剤管理指導は，患者を長期にわたり大切にする「かかりつけ薬剤師」の信頼関係を基盤にした活動の延長線上にある．

そして，薬剤を持参しての訪問時に，薬剤師は患者の求めに応じて，トイレットペーパーや紙おむつ，ティッシュペーパー，あるいは，ばんそうこうなどの市販医薬品をも同時に患者宅に供給し，患者に便宜を図るであろう．また，患者自宅近隣に住む薬剤師は，地域住民の1人として，患者の見守りを行い，高齢患者のリスク管理にかかわることもある．

訪問活動の方法論や技能が「訪問薬剤指導に関する研修会」などでテーマとされることが多いが，筆者の理解では方法論や技能は付随的なものにすぎない．その本質は「自分を信頼する患者を大切にするコミュニティ・ファーマシストの本領の1つとしての訪問活動」であることを筆者は強調したい．

Ⓒ 薬剤師が通常使用しているスキルで訪問薬剤管理指導は十分に可能である

次に，「薬剤師が通常使用しているスキル」で訪問薬剤管理指導は十分に可能であることを述べたい．多くの薬剤師の方々が，訪問活動の開始を躊躇しているように思えるが，それは杞憂である．

前項で，訪問活動は技能が本質ではなく，患者と薬剤師の信頼関係が本質であることを述べた．さて，その「技能」についてであるが，その技能もやや「特

殊なもの」（後述）に着目して（訪問薬剤管理指導に関する）研修会などが行われる傾向がある印象を，筆者はもっている．多くの優れたコミュニティ・ファーマシストの活動をみてきた限りにおいても，訪問活動においても，「普通の薬剤師が普通にもつ技能にこそ本質がある」と，筆者は理解している．

薬剤師は，薬局窓口で，処方せんを確認し，調剤し，そのうえで，患者・家族に（説明などの）「対話」を行う．訪問薬剤管理指導とは，患者自宅において，その後半部分の，「説明」や，「服薬状況確認」，「作用および副作用などの評価」を行う行為である．この患者との対話の能力こそが，臨床薬剤師の能力の根幹をなす．

さて，患者自宅は薬局窓口と異なり，生活状況や家族背景を直接的に知ることができる場である．そこでは，服薬状況も一目瞭然のことが多い．また，薬物の作用や副作用を，単に「話」で聞くのみならず，実生活の場で観察できる．つまり，自宅のほうが薬局窓口よりも，はるかに情報量が多いのである．したがって，薬剤師は，患者自宅を訪れたとき，薬局窓口よりも容易に的確な説明ができ，「窓口で確認するよりも精密な服薬管理ができる」と実感するであろう．つまり，窓口で誠実に薬剤の説明や作用や副作用の確認などを行っている薬剤師は，その能力をもってして，「今，すぐにでも」訪問薬剤管理指導に参入が可能なのである．のみならず，薬局窓口で深い問診を行いながら想像力をめぐらせて患者の生活を想定し，適切な説明とよりよい服薬指導を目指して経験を蓄積してきた薬剤師は，患者自宅において，その想像力をめぐらすことなく，また言葉を尽くしてたずねることなく，状況を把握し，よりよい薬剤管理指導ができるはずである．

D 訪問薬剤管理指導における高度な知識・技能の位置づけ・・・

前項では，窓口で誠実に仕事をする薬剤師にとって，訪問薬剤管理指導はいとも簡単に行える活動であることを述べた．

一方，熱心な薬剤師が企画して行われる訪問薬剤管理指導の研修会などでは，しばしば，在宅中心静脈栄養法（HPN），在宅経腸栄養法（HEN），無菌調剤などが紹介される傾向がある．前項で筆者がこれらを「やや特殊なもの」と呼んだのであるが，その理由は，筆者はこれらの知識や技能は，訪問薬剤管理指導に必ずしも必須なものとは考えないからである．訪問薬剤管理指導を受ける患者の95％以上の事例で，これらの知識や技能は必要でない．窓口で誠実に

対話している薬剤師は,「ふつうに窓口で行う対話の能力」で十分に訪問薬剤指導を行うことができるからである.

薬剤師が,これから訪問薬剤管理指導を始めようとするとき,HPN,HEN,無菌調剤などをあまり意識する必要はないと筆者は考えている.そういう知識や技能が必要な事例を最初から導入して訪問指導をする薬剤師は少ないであろう.薬剤師が訪問活動を開始するとき,「老衰関連疾患などでADLが低下した患者」を訪問することが圧倒的に多いはずである.そういう経験蓄積のうえで,特殊な知識・技能が必要な患者にいつか遭遇し,必要に応じてその知識・技能を身に着けてもけっして遅くない.

本書では,わが国の一流の薬剤師の方々が執筆しているので,HPN,HEN,無菌調剤などについても十分に読者に学んでいただける構成になっている.だが,薬剤師である読者が,「今,訪問薬剤管理指導を始めたい」と考えるとき,(保険請求などの手続きの準備以外は)「何も準備は必要ない」と考えてよい.読者が「大切にしている患者」が,老衰その他で来局困難になったとき,その患者のもとを訪れていただきたい.あなたが今もっている知識と技能でまったく差し支えないことを実感するであろう.

Ⓔ 「地域に出ていく薬剤師」のすすめ

薬剤師や医師,看護師,歯科医師など,およそ,あらゆる医療福祉従事者は「対人援助職」という基盤を有する.これらの職種は,対人援助職という基盤の上に,薬剤師には薬剤師としての知識・技能が,医師には医師としての知識・技能が乗っているにすぎない.対人援助職は,もちろん自分の専門領域の知識・技能に優れていると有利であるが,さらに,利用者と信頼関係をもち,その人となりを知り,その生活や家族背景を知ることによって,より深い,より力強い支援を行うことができる.

患者と長く信頼関係を蓄積し,患者がその後,障がいや老衰関連疾患などのためにADLが低下したときには,その患家を訪れ,最期までの支援を行うことができる薬剤師は,プロフェッショナルとして幸せだと思う.その仕事は患者にとって権威の高い,尊い仕事であり,薬剤師にとってやりがいと生きがいのある仕事であると思う.

〔和田　忠志〕

2 患者との信頼構築を重視する地域に根ざす薬局・薬剤師

　2013年度から都道府県などにおいて，新たな医療計画と健康増進計画が施行されている．医療計画と健康増進計画は，相互に密接なつながりがあり，これら計画において，薬剤師は医療の担い手として，また，国民の疾病対策や健康維持のために貢献していくことが期待されている．

　2007年4月に施行（2006年6月公布）された改正医療法では，薬局はその調剤機能をもって「医療提供施設」と位置づけられ，医療計画のなかで，医療機関とともに医療における一定の機能を担うことが明確化された．現在，医薬分業は着実に進展しており，2012年度の処方せん受取率（いわゆる分業率）は66.1％となり，医療における薬局・薬剤師の役割はますます高まっている．

A 社会保険制度への貢献

　新しい医療計画は，それまでの4疾病・5事業（がん・脳卒中・急性心筋梗塞・糖尿病の4疾病，救急医療・災害医療・へき地医療・周産期医療・小児医療の5事業）に，新たに「精神疾患」と「在宅医療」が追加され，「5疾病・5事業および在宅医療」という考え方に見直されている．

　たとえば医療における「精神疾患」では，精神科にかかわる医療体制の構築，うつ病，認知症対策を柱として，薬局の役割についても触れられており，症状が出てから精神科医に受診するアクセス機能や，治療から回復時における患者に応じた質の高い精神科医療の提供や，退院に向けて病状が安定するための支援の提供，さらには，回復から社会復帰の期間においては，できるだけ長く地域生活を継続することや社会復帰のための支援，緊急時にいつでも対応できる関連機関として，薬局が明示されている．

　医療・介護は病院完結型から地域完結型への方針が立てられている．小・中学校地域レベルで地域包括ケアが進められるなかで，きめ細かな多職種との連携や薬局の機能が重要になってくると思われる．とくに在宅医療に関しては，今後も多職種や地方行政との情報提供とさらなる連携や無菌調剤設備を利用した医薬品の供給，入院患者を通した病院と地域薬局との連携（薬 – 薬連携）な

どがもっと幅広く，地域の薬剤師会や地域の薬局間で情報共有しながら，協力しつつ実施していくことを期待しているところである．

❸ 国民の健康づくりへの貢献

　国民の健康づくり運動「健康日本21」は，2013年度から第2次計画期間となり，その具体的達成目標には薬剤師が地域社会で貢献できる事項も含まれている．そのなかでは薬局・薬剤師の役割が地域の健康増進計画のなかで活かされるよう，基本方針（国民の健康増進の総合的な推進を図るための基本的な方針）に盛り込まれている．基本方針では，「健康を支え，守るための社会環境の整備」のため，広く社会全体で国民の健康づくりを支援するべく「地域住民が身近で気軽に専門的な支援・相談が受けられる民間団体の活動拠点数の増加」が目標として掲げられており，さらには，「健康日本21（第2次）の推進に関する参考資料」において，「地域住民の健康支援・相談対応等を行い，その旨を積極的に地域住民に周知している薬局」が，その拠点の例として明示されている．

　2013年6月14日には，政府の閣議決定で，日本再興戦略の1つとして，「国民の健康寿命の延伸」を戦略市場創造プランとして，疾病の予防・健康管理の新たな仕組みづくりに「薬局を地域に密着した健康情報の拠点として，一般用医薬品等の適正な使用に関する助言や健康に関する相談・情報提供を行うなど，セルフメディケーション推進のために薬局・薬剤師の活用を促進する」としており，さらに，2014年3月31日には厚生労働省と経済産業省は「利用者自ら採取した検体について診療の用に供しない生化学的検査（測定）を行う検査測定室が臨床検査所としての登録が不要」として告知され，4月1日には「検査測定室に関するガイドライン」が通知されるなど，薬局・薬剤師には，さまざまな役割が期待され始めている．

　薬局には医療職である薬剤師が常駐しており，薬剤師の専門性を活かして，疾病の予防啓発などを行うとともに，疾患が疑われる場合には早期段階で受診勧奨や医師との連携を図るなど，多職種連携が可能な施設といえる．以下のような特性を活かすことで，必ず，地域の保健，地域住民の健康の保持増進に貢献できると考えている．

①薬局は，地域住民が日常生活圏・日常生活時間帯に気軽にアクセスでき，

健康な人から有リスク者，治療中の方まで幅広い層に，医療職である薬剤師が直接対応できる施設である（薬剤師が常駐している．また，医療法上の医療提供施設である）．
②薬局では，日常的に地域住民の健康に関する相談を受けており，また，薬物治療の継続的な経過観察のなかで把握できた健康リスクの改善に向けた解決策を提案するなど，薬剤師の専門性を活かして地域住民の健康増進に寄与することができる．
③医療や介護保険サービスを提供するなかで培った医療・保健関連の多職種との連携・協働により，地域住民の健康づくりにおける課題の解決に結びつけることができる．
④また，「相談」「連携」にとどまらず，医薬品などの供給を通じて，「解決」までを含めた健康支援を行うことができる（例：禁煙補助薬など）．

　今回の医療計画や健康増進計画では，「疾病の重症化予防」や「健康寿命の延伸」が重要視されている．薬局・薬剤師は薬物療法支援のみでなく，自宅で療養している方々に対し，たとえばロコモティブシンドロームの予防や，認知症の早期発見，慢性閉塞性肺疾患（COPD）の方への呼吸リハビリテーションなど，疾病重篤化の予防なども薬局で声をかけ，気づき，気づかせ，傾聴し，専門家などにつなぐ役割を担うこともできる．
　旧来より，薬剤師は「まちの科学者」として，また，薬局は地域住民の健康相談を受けるなど健康支援の拠点としての，職能を発揮してきた．近年は，いわゆる調剤専門の薬局も増えているが，今あらためて，地域の健康支援の拠点としての薬局・薬剤師の役割，そして，セルフメディケーションの支援といった役割を果たすため，処方せんを持参しなくても気軽になんでも相談できる身近な存在として利用してもらうための，積極的な努力をしなければならないと考える．そういった意味では，今，「薬局」のあり方について大きな分岐点を迎える時期がきていると思われる．
　薬の専門家という薬剤師の立場から，薬事衛生を通じて地域住民の健康を支えていくには，まず薬剤師自身が，地域保健，疾病予防，セルフメディケーションなどの分野に対する意識を高め，積極的な取り組みを実践することが重要である．地域住民のセルフメディケーションを支援していくためには，一般用医薬品のみならず，医療機器や，サプリメントの適切な使用，自己検査機器の活

用など幅広い知識が求められる．また同時に，医療が必要な方を適切な医療につなぐことも重要といえる．知識・技能の習得や地域の多職種との連携の構築は，今後積極的に取り組むべき課題である．その他，地域住民への多職種と連携した健康づくり，啓発などや，学校薬剤師などを通しての薬物乱用防止活動，くすり教育など，スポーツ選手へのアンチドーピングへの協力（スポーツ・ファーマシストなど）と，啓発など積極的に，社会的な役割も果たしていくことがコミュニティ・ファーマシストとして重要と感じている．

そして今，何よりも薬局・薬剤師が日常のすべての業務を通して，人と人のつながりを大切にして，より心の通った生活者との信頼関係を構築することが，まさに，今後ますます増加するであろう在宅医療支援など薬局の機能，薬剤師の本来の役割を果たすキーワードになると思われる．

超高齢化社会を迎え，医療・介護・保健・福祉，生活支援などのあらゆる分野において，社会生活の基盤となる地域コミュニティを再構築することの必要性は改めて述べるまでもないが，こうした社会での薬局のあり方を考えた際，地域住民がライフステージを通して，健康なときから医療・介護が必要となったときまで，その生活をサポートするパートナーとして，「かかりつけ薬局」，「かかりつけ薬剤師」の立場から役割を果たしていく責務があると考える．

また，薬局が地域住民の医療施設としてまた，健康づくり拠点として役割を果たすためには，地域の薬局・薬剤師同士，個々の利益や過剰な誘導などを超えた同じ仲間として助けあい，協働，協力の精神をもって地域連携の構築していただきたいと願うところである．

この書籍の監修をなされている和田忠志先生は，医師として先んじて在宅医療を手がけられ，また薬剤師など多職種との連携を深められおり，日本の在宅医療のパイオニアとしてご活躍されている．われわれ地域薬剤師にも平素からご指導，ご支援いただいており，今後の薬局・薬剤師の役割に大変期待をしてくださる医師の第一人者である．執筆者も在宅医療支援薬剤師のオーソリティーの方ばかりで，現役できめ細かな在宅支援を実行されており，地域薬剤師会などでも指導者としてご活躍の先生方である．

本書を通して多くの薬局薬剤師の先生方が，薬剤師として質の高い在宅医療・介護支援業務に積極的に携わり，薬局・薬剤師業務が多くの生活者からさらなる信頼を得られ，ご活躍をされることをお祈りする．

〔藤原　英憲〕

3 今，薬剤師の覚悟を示そう

　高齢社会の到来によって，健康保険制度の維持存続は国だけでなく国民的な関心事になってきた．新聞やテレビをみると，医療費抑制がさまざまなところで話題となっており，保険料の値上げ問題，窓口一部負担金の問題など，今まで健康保険証1枚で受けることができた医療に対して大きな不安が生まれてきている．

　入院医療では，患者は病院でしかできない手術，検査や薬物治療などを受けて，早期に退院するようになり，これまでは，入院患者は病院で十分なリハビリテーションをしたうえで退院していたので，日常生活の復帰も比較的短期間で可能であった．しかし最近では，病院が診療報酬のうえからも在院日数の短縮に取り組んでいるため，患者は早期退院を余儀なくされ，その受け皿の1つとして在宅医療がある．

　在宅医療は患者が自宅で療養するので，入院や外来医療とは違い，患者や家族に選択権がある．選択権というと大げさに聞こえるが，患者や家族の意向を最大限に尊重するということである．在宅で療養する患者は，病気のこと，家族のこと，経済的なこと，仕事のことなど，さまざまな背景をもっている．そして，脳血管疾患，神経・筋疾患，慢性呼吸不全，糖尿病，高血圧症，がん，認知症などのさまざまな疾患をかかえている．そのため，サービス提供者は患者を1つの症状や疾患名からみるのではなく，療養状況全般を通して，どのようにして患者を支えるのかを考えなければならない．つまり生活者の視点を大切にして，患者や家族についてサービス提供者は考えなければならないのである．この点が，在宅医療の基本的な考え方になると思われる．このように患者や家族を支えるには，医療を提供する人，介護を提供する人が連携しなければ，患者や家族が満足するサービスを提供することはできない．

　薬剤師は，医薬品を提供することが最大の役割であり，薬剤師にしかできないことである．それは当然として，その他に，患者を支えるサービス提供者の1人として，何ができるだろうか．在宅医療に参加する薬剤師にとって，そこが大切な「薬剤師の意思」ではないだろうか．

Ⓐ 薬剤師と在宅医療

　薬剤師が患者宅を訪問することは，少し前までは身近な形で行われていた．お薬やおむつなどを患者宅へ届けるようなことだが，薬局業務の合間に，近くに住んでいる患者に対して，かなり昔から行われていた．現在のように，薬局が処方せんを受け入れている時代ではなかったので，OTCの販売のほかに，おむつやティッシュなどの販売が中心であった時代である．在宅医療という業務ではなく，薬局が扱っている商品を届けるという感じである．

　一方，薬局は医薬分業の推進によって薬局の機能を大きく変えるようになった．この30年近くの間に，医薬分業率は65％を超え，1年間に7億5千万枚の処方せんを受け入れていることからすると，医薬分業も社会の仕組みとして定着してきたといえる．医薬分業によって，薬局は処方せんを受け入れるようになり，薬剤師は処方せんの確認だけでなく，医師の治療意図を理解するようになった．このように医薬分業の推進は，薬剤師と主治医との間にパートナーシップが生まれただけでなく，薬剤師が患者に対して服薬指導を充実するようになり，積極的に薬物治療を管理するようになった．その結果，患者からも薬剤師の業務に対する理解が得られるようになり，この医薬分業を通して薬剤師と患者との新しい関係が生まれてきたことから，患者を訪問する環境が徐々に整ってきたといえる．

　しかし，1994年に在宅患者訪問薬剤管理指導料として，調剤報酬に初めて550点がついたことには，他職種，とくに訪問看護師から，大変大きな反響があった．先に述べたように薬剤師は薬の配達のようなことはしていたが，戦前，戦中，戦後を通じて，薬剤師が薬物治療にかかわるような訪問活動を行っていなかったため，訪問看護師から大変驚きの声が上がった．今でこそ，連携，チーム医療などといっているが，当時はかなり強い敵対感のようなものがあったのも事実である．国は，医薬分業が道半ばの1994年にかかりつけ薬局の成熟度を示しているが，そのなかで，外来調剤が完成した後に在宅医療への貢献を明らかにしている．

　当時の在宅医療は，薬剤師は患者の家のなかに入れてもらえないような状況で，玄関先でお薬を家族に渡すような訪問であった．また，患者や家族だけでなく，主治医や訪問看護師とどのような関係をつくればよいのか，薬剤師にとって本当に悩みが多い状況であった．患者，家族のほか，他職種とのコミュニケー

ションが上手にできないため，在宅医療への参加は気が重い業務であった．しかし，高齢社会が急速に進む時期でもあったため，数は少ないが，在宅医療を積極的に行う診療所も生まれ，在宅主治医からの依頼で，処方せんを受けるようになり，薬剤師も自ら訪問して薬物治療の実際を観察し，その結果を判断して，主治医や訪問看護師に報告するようになった．

　急速な高齢化で，地域によっては高齢化率が40％を超えるところもある現在，地域が一体となって医療・介護の提供体制をつくらなければならないが，在宅医療・介護は医師だけではできない．地域を支える多職種の協働が今後ますます求められている．

❸ 誰のための在宅医療

　人は老いてくると身体のどこかの具合が悪くなる．自分で病院へ通える時期もあるが，徐々に脚の力も衰え，歩くとつまづいたり，足腰が弱くなって転ぶようになるので，家族やヘルパーのつき添いが必要になる．そして，家族をはじめとする周りの人が，安全なようにと配慮するため，徐々にベッド上の時間が多くなる．このような経過は，多くの在宅療養者に共通するところである．またこれは，高齢で慢性疾患の患者によく見受けられる在宅医療への道でもある．さらに，これから認知症の患者が増えてくるので，薬剤師は認知症の薬物治療へのかかわりが増えることが予想され，地域の見守りの対応が急務となっている．

　また，がん患者では，一般に入院をして放射線治療，手術，化学療法などの治療を受け，その後，在宅医療へ移行するようになるが，がん患者が在宅医療を受ける場合には，居宅での看取りも行われるようになってきた．最近では，1年間で100人以上の看取りをする診療所もある．残された時間に限りがある患者では，患者や家族の意向を最優先にして，多職種のチームで支える．少なくとも，薬の供給は薬剤師にしかできないことであるため，当然その責任を担うのだが，在宅医療の場合はそれだけでは終わらないところが特徴である．つまり，患者や家族が抱えているさまざまな問題点，それは苦しみといってよいかもしれないし，生きていたいという希望かもしれない．または，患者が納得するお別れをしたいのかもしれない．このような患者や家族の気持ちをキャッチするのは，このチーム全員に課せられている最も大切な仕事になる．

在宅医療には高齢者やがん患者だけではなく，小児在宅医療もある．小児の難病や重症心身障がい児などの在宅医療への移行も大きな課題となっている．どちらも，医療依存度が高い重症のケースが少なくないので，薬剤師は薬や医療器具などの供給だけでなく，患者や家族を支えることになる．
　このように在宅医療について振り返ってみると，薬剤師には薬を供給する責任とともに患者・家族を支える1人であることが要求されている．

　在宅医療では，患者や家族を支えることが求められている．高齢者の慢性期疾患から小児在宅医療に至るまで，すべての患者に薬が不可欠であり，どのような患者・処方せんであっても，薬剤師は依頼を断らないという覚悟が必要となる．一方で，「人手が不足している」，「在庫の負担問題」，「調剤報酬の評価が低い」という声が薬局からあがっている．もし，薬局を利用している地域の患者が在宅医療へ移行した場合には，薬剤師として患者のことは気になりはしないだろうか．薬剤師ならば，患者に対して「どうされたのですか」，「痛みはいかがですか」と気になるのではないだろうか．そしてその気持ちがなくては在宅医療には向かないだろう．
　2012年4月に薬局の在宅医療に関する規制緩和が行われ，無菌調剤に関する施設基準は，「5m^{2}以上のスペース」の削除，「施設から施設＋設備」へ緩和され，「無菌調剤設備の共同利用」のほかに，訪問に対してはサポート薬局制度のほか，16km制限を新たに設けた．このように，在宅患者には薬が不可欠なことから，在宅医療に参画する薬局に対して規制緩和が行われることは，薬剤師に対する大きな期待の現れとわかる．
　「患者を選ばず」，「処方せんを選ばず」という覚悟をもった薬剤師が，今，必要とされている．

〔串田　一樹〕

4 在宅医療の必要性と薬剤師への期待

A 在宅医療が必要となっている背景

　わが国は，国民皆保険制度や医療のフリーアクセスの下で，女性の平均寿命が世界1位となるなど，世界でも高水準な健康社会を確立してきたといえるが，これからの超高齢化社会における課題に対する対応や準備が十分整っているとはいえない状況にある．

　超高齢化社会においては，これまでの疾病とは構造が異なり，高齢者特有の疾患群や障がい，たとえば，がんや認知症，循環器疾患や糖尿病などの生活習慣病，そのほか，骨粗鬆症，排尿障害などの疾患が急速に増加することへの対応が必要となる．そのような疾病構造の変化に伴い，従前のような「病院で社会復帰を目指して完全治癒を目標」とする医療から，「一定の障がい・疾病と共存して生活復帰していく形」への医療・介護機能の再編が必要（図 I-1）[1] となってきている．とくに，首都圏をはじめとする急速に高齢者人口が増える都市部（図 I-2）[2,3] においては，医療機関や介護施設などでの入院医療の機能の分化・強化および連携を早急に進めなければ，急性期治療を必要とする患者が入院するための病床が不足するといったおそれが生じることも否定できない．

　また，終末期の療養場所に関する希望に関するアンケート結果（図 I-3）[4,5] では，自宅で療養して，必要になれば医療機関などを利用したいと回答した者の割合をあわせると，60％以上の国民が「自宅で療養したい」と回答しており，希望する場所でできるだけ長くすごせるようにするといった患者QOLの向上への取り組みも求められてきている．

　一方で，最近10年間で，救急出勤件数が約131万件（約30％）増加し，搬送人員は約99万人（約24％）増加している（図 I-4）[6] が，救急搬送人員の伸びは，年齢別では高齢者が多く，重症度別では軽症・中等症が多いとのデータ（図 I-5）もある．今後の超高齢化社会においては，救急・救助の適切かつ円滑な利用に向け，たとえば在宅患者のかかりつけ医と救急との連携体制づくりなどの面で，在宅医療に期待される．

　以上のような社会情勢，医療の変化，国民の希望に応える療養の場や看取り

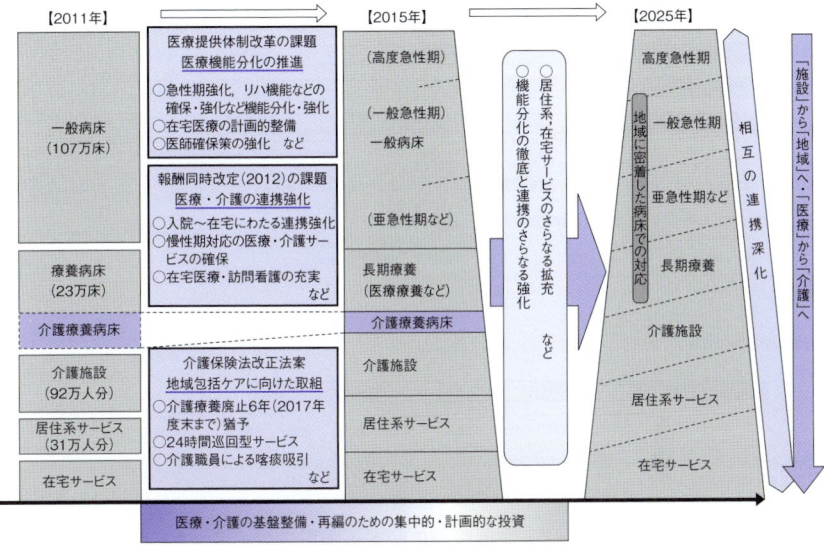

図 I-1. 将来像に向けての医療・介護機能再編の方向性イメージ

(文献 1) より改変)

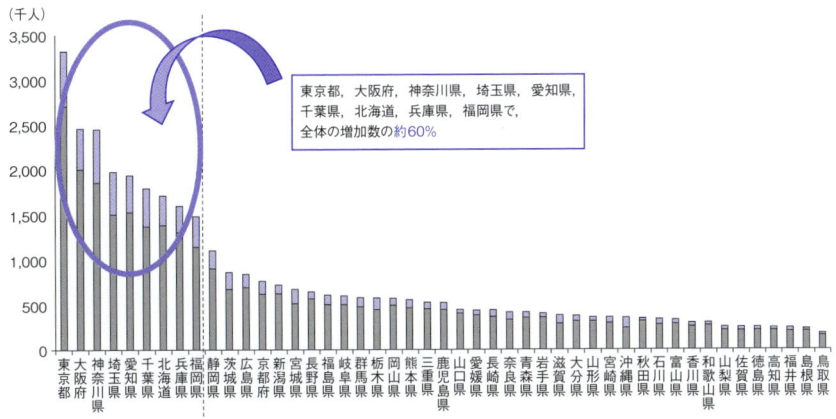

図 I-2. 都道府県別高齢者人口（65歳以上）の増加数（2011年→2025年）

(文献 2, 3) より)

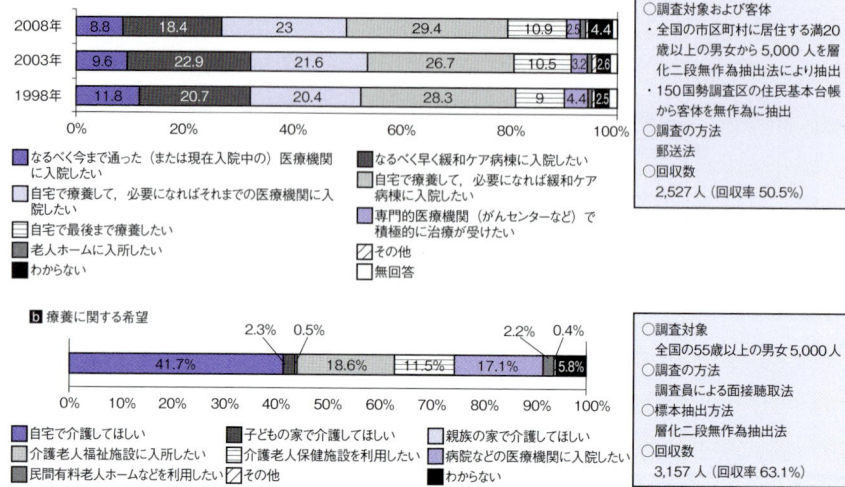

図 I-3. 在宅医療に関する国民のニーズ

(文献 4, 5) より)

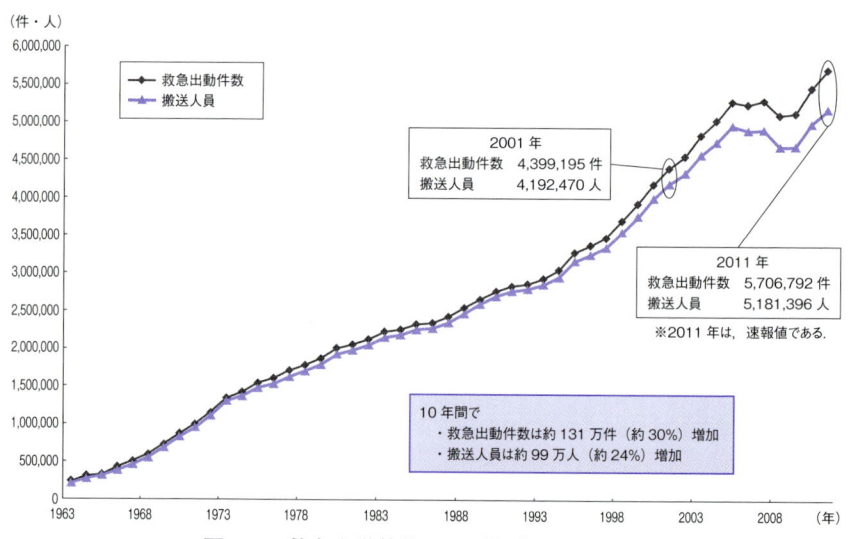

図 I-4. 救急出動件数および搬送人員の推移

1998 年以降の救急出動件数および搬送人員についてはヘリコプター出動分を含む。
各年とも 1 月から 12 月までの数値である。

(文献 6) より)

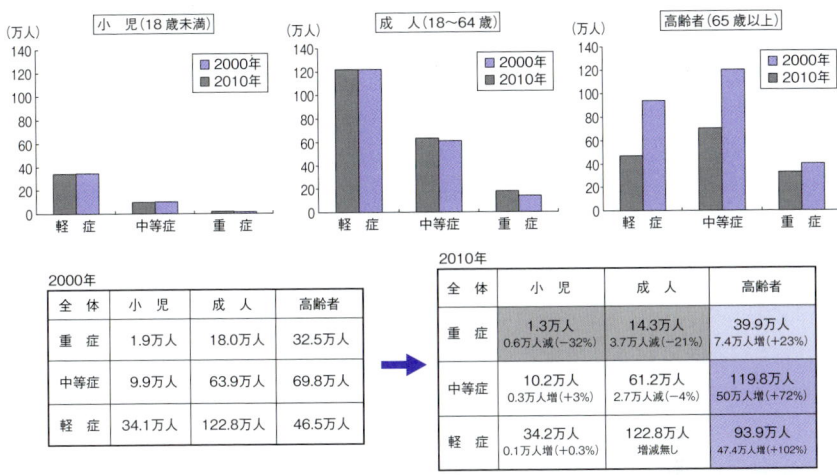

図 I-5. 10 年間の救急搬送人員の変化（年齢・重症度別）

（文献 6）のデータに基づき著者作図）

の場の確保などを喫緊の課題として，2025年のイメージを見据えつつ，あるべき医療・介護の実現に向けた策が必要となってきており，厚生労働省では，2012年度を「在宅医療・介護あんしん2012[1]」と位置づけ，診療・介護報酬の改定，次期医療計画の見直し，予算事業などさまざまな施策により，在宅医療を推進しているところである．

ⓑ 薬局・薬剤師に関連する厚生労働省の在宅医療推進施策

ⓐ 予算事業関係
1）薬物療法提供体制強化事業

2013年度から新たに開始した事業で，抗がん薬など使い方が難しい薬を用いた治療や適切な服薬指導などについて，誰もが安心して在宅医療を受けられるよう，薬の専門家である薬剤師がチーム医療の一員として，訪問や相談，情報提供をスムーズに行うための体制を整備しつつ，薬に関する正しい理解を促進・普及し，適正使用を図るなど，地域での適切な薬物療法を推進する．具体的には，実施主体である都道府県が中心となって地域の実情に応じて選択できるような形で複数メニューを国が提供し，モデル的な事業実施を通じて，地域住民に対する適切な薬物療法の推進・普及を図るものである．今後，本事業の

報告書が発表されることとなるので，各地域の実情にあったケースなどを参考にして活用されたい．

2) 在宅医療提供拠点薬局整備事業

がん患者などの在宅医療を推進するため，高い無菌性が求められる注射薬や輸液などを身近な薬局でも調剤できるよう，地域拠点薬局の無菌調剤室の共同利用体制を構築し，在宅医療の推進を図るものである．在宅医療・介護推進プロジェクトの在宅医療連携拠点事業を展開する病院，診療所と連携する地域薬剤師会営薬局にモデル的に整備を実施している．

3) 在宅での医療麻薬使用推進モデル事業

在宅患者のニーズにあった在宅緩和ケアを遅滞なく提供できるよう，地域単位での医療用麻薬の在庫管理システムを開発・活用するモデル事業を実施するとともに，医療用麻薬の適正使用の推進に向けた普及啓発を行うこととしている．

4) その他

多職種協働による在宅医療を担う人材育成，在宅医療連携拠点事業，さらに，チーム医療推進実証事業などを実施している．とくに，チーム医療に関しては，「チーム医療推進実証事業報告書」[7]として取りまとめており，在宅医療分野での薬局における実証報告も記載されているので参考にしてほしい．

ⓑ 医療計画

医療計画は，各都道府県が，厚生労働大臣が定める基本方針に則して，かつ，地域の実情に応じて医療提供体制の確保を図るために策定するものである．

2013年度からの医療計画を都道府県が策定するにあたって，「医療提供体制の確保に関する基本方針（2007年3月30日厚生労働省告示第70号，2012年3月22日改正）」，「医療計画について（2012年3月30日医政発0330第28号医政局長通知）」，「疾病・事業及び在宅医療に係る医療体制について（2012年3月30日医政指発0330第9号医政局指導課長通知）」を発出している．

薬局は，医療法第1条の2において，「医療提供施設」として位置づけられており，前述の「医療提供体制の確保に関する基本方針」のなかで，「薬局については，医療提供施設として，5疾病・5事業および在宅医療のそれぞれの医療連携体制のなかで，調剤を中心とした医薬品，医療・衛生材料等の提供の拠点としての役割を担うことが求められる．また，都道府県において，薬局の医療機能を医療計画に明示することにより，わかりやすい情報提供の推進を図

ることが重要である」とされており，在宅医療においてもその役割は不可欠である．

● 診療報酬

2012年度診療報酬改定[8]は，「社会保障と税一体改革」において描かれた2025年の姿を実現するための第1歩として行われた．その重点課題である「医療と介護の役割分担の明確化と地域における連携体制の強化の推進および地域生活を支える在宅医療等の充実」の1つとして，「在宅薬剤指導業務の一層の推進」について検討が行われ，薬局・薬剤師関連の改定としては，在宅患者調剤加算の新設，小規模薬局間の連携による在宅業務の評価，無菌調剤にかかわる薬局の負担軽減，在宅訪問可能な距離の目安の設定などがある．

在宅医療については，2014年度診療報酬改定においても重要な課題の1つとなっており，調剤に関して[9]も，近隣の薬局と連携などの在宅業務に対応できる体制について，在宅医療を支援する薬局における基準調剤加算の充実を図るとともに，無菌製剤処理加算の対象範囲の加算の拡大や，在宅医療において使用できる注射薬の拡大，在宅における衛生材料の供給体制の整備など，在宅医療に関する医療提供施設としての役割をしっかりと担うことを期待された見直しが行われた．今後，中央社会保険医療協議会において，在宅における薬剤や衛生材料等の供給体制の推進などを含む在宅医療の実施状況に関する検証を行うことにしており，今回の診療報酬の改定内容に関する薬局薬剤師の関与や役割が，患者や他職種などから評価を得られるようしっかり対応していかなければならない．

● これからの薬剤師への期待

前述の在宅医療の必要性や，紹介した厚生労働省施策や制度，また，最近の社会保障・税一体改革の動向などからもわかるとおり，これからの超高齢化社会において，在宅医療の必要性や重要性はますます大きくなるとともに，薬剤師が担うべき課題も多い．さらにいうと，これからの地域医療においては，薬剤師も在宅医療推進の一翼を担わなければ，地域に必要な医療関係者とはいえなくなるかもしれない．

在宅医療・介護は古くて新しい課題であると思う．昔から在宅医療・介護を実施してきた医療機関などは「点」として優れた成果は上げられているが，多職種連携による在宅医療・介護を地域において，「面」として推進できている地域はまだ少ないことから，ここ数年で多職種連携の在宅医療が確立していき，各地域での在宅医療チームの多職種間の役割が決定されるであろうと思われる．

　まずは，自治体や地域医師会が中心となって展開を進めていくこととなるので，自治体や地域医師会とも連携のうえ，その地域の在宅医療の立ち上げや推進が実行される際には，地域薬剤師会や地域の薬局も積極的に参加し，顔のみえる関係を構築してもらいたい．

　患者・家族や他職種の方々から，薬に関する服薬指導や副作用対応などをきっかけに，「薬剤師さんがいてくれて助かっている」という声が少しでも増えることを期待している．

文献

1) 厚生労働省医政局指導課在宅医療推進室：在宅医療・介護あんしん2012，2012．
   http://www.mhlw.go.jp/seisakunitsuite/bunya/kenkou_iryou/iryou/zaitaku/dl/anshin2012.pdf
2) 総務省統計局：人口推計（平成23年10月1日現在）―全国：年齢（各歳），男女別人口・都道府県：年齢（5歳階級），男女別人口．2012年4月17日公表．
3) 国立社会保障・人口問題研究所：日本の将来推計人口（平成24年1月推計）―平成23（2011）年～平成72（2060）年―．2012年3月30日公表．
4) 終末期懇談会：「終末期医療に関する」結果，1998，2003，2008．
5) 内閣府共生社会政策統括官：平成19年度高齢者の健康に関する意識調査結果．
   http://www8.cao.go.jp/kourei/ishiki/h19/kenko/zentai/
6) 総務省消防庁：平成23年版救急・救助の現況．2011年12月16日公表．
7) 厚生労働省医政局：「チーム医療実証事業報告書」の取りまとめについて．2012．
   http://www.mhlw.go.jp/stf/shingi/0000015596.html
8) 厚生労働省：平成24年度診療報酬改定について．
   http://www.mhlw.go.jp/seisakunitsuite/bunya/kenkou_iryou/iryouhoken/iryouhoken15/index.html
9) 厚生労働省：平成26年診療報酬改定説明（調剤）．
   http://www.mhlw.go.jp/file/06-Seisakujouhou-12400000-Hokenkyoku/0000039619.pdf

〔益山　光一〕

5 超高齢化社会の現状を踏まえた薬剤師の役割

A 超高齢化社会と在宅医療推進

　超高齢化の進むわが国で，国は高齢者の療養環境を病院から住宅へとシフトさせる政策を推進している．2014年4月の診療報酬・調剤報酬改定の内容をみると，国はますます在宅医療推進に力を入れていることがうかがえる．たとえば，薬剤師の在宅業務への取り組みに対しても「基準調剤加算2」の算定要件に「在宅患者に対する薬学的管理及び指導について，相当の実績を有していること」，「当該地域において，在宅療養の支援に係る診療所または病院及び訪問看護ステーションとの連携体制が整備されていること」ならびに「当該地域において，他の保険医療サービス及び福祉サービスとの連携調整を担当する者との連携体制が整備されていること」という，新たな項目を加えた．しかし，残念ながら薬剤師による在宅業務への参画は，まだまだ進んでいるとはいえず，いわゆる「多職種連携」への参画に関してもこれからの状況にある．

B 在宅医療の推進

　2050年には高齢化率が40％を超えると推測されている．高齢化率の上昇に伴い，年々，亡くなる人が増えることも予測されており，2010年には119万人だった死亡者数は，2038年には170万人に増えると推測されている．ところが，看取りという観点でみると，病院で看取ることができる人数には限りがあり，かといって，自宅や介護施設での看取りは進んでおらず，2006年に厚生労働省が推定した時点では，2030年までに，2006年に比べ，介護施設での看取りを2倍，在宅での看取りを1.5倍に増やしたとしても「47万人の死に場所がない」と推測されている[1]．医療や介護に使える国の予算も限られており，これ以上，病院や施設での看取りを増やすことは非常に困難と考えられる．必然的に在宅での看取り，いい換えてみれば在宅で療養する高齢者が，急激に増加することは間違いない．

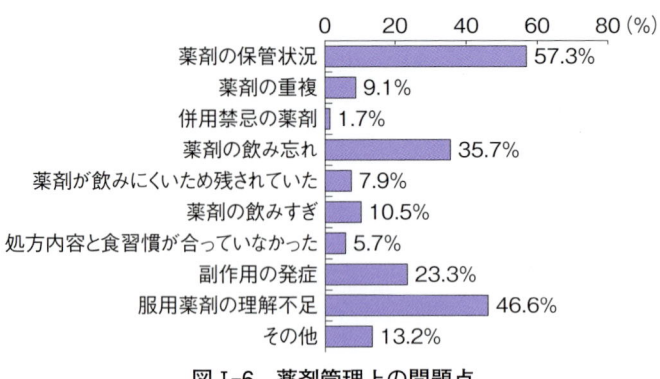

図 I-6. 薬剤管理上の問題点

(文献2)より

C 在宅療養患者と薬剤師

在宅で療養する高齢者は医療を必要とし,薬を服用しているケースが多い.病院に入院していれば,常時,多職種で見守ることも可能であり,多剤併用や用法が複雑でも服薬管理ができるが,在宅では一人住まいや高齢者のみの世帯,認知症患者も多く,管理が難しいケースが出てくる.薬の専門家である薬剤師が,多職種連携のチームの一員として入って行かなければ,在宅医療での適切な服薬管理は困難である.実際に,薬剤師が初めて訪問した際に発見された問題点(図 I-6)をみても,在宅医療における薬物療法のさまざまな課題がみえてくる.これらは,薬剤師が解決すべき課題だといえるが,なかでも服薬状況の改善(飲み残しなど)と,副作用の早期発見は重要なテーマである.

D 在宅医療における薬剤師の役割

a 服薬状況が悪い場合には,その理由を探り,改善を図る

訪問先で服薬状況が悪いケースとしては,
- 残薬や併用薬が多くなりすぎて,整理がつかなくなったために飲めない.
- 何の薬か理解していないため飲まない.
- 薬の副作用が怖いため飲まない.
- とくに体調が悪くないため飲まない(自己調節).
- 錠剤,カプセル剤または粉薬が飲めないので飲まない.

などいろいろなケースがある．

　服薬状況の改善方法は原因によって変わるが，たとえば飲めない原因が「残薬や併用薬が多くなりすぎて，整理がつかなくなったため」であれば，残っている薬を重複や飲みあわせ（相互作用）などに注意しながら整理を行う．その際，必要に応じて「一包化調剤」を行ったり，服薬したかどうかの確認を容易に把握できるように「服薬カレンダー」を作成するとよい．それ以外にも，状況によっては医師と相談しながら用法の変更（1日3回服用を1日1回にするなど）を行う．それ以外の原因に対しても，服用している薬の特徴，性質などを吟味したうえで，改善方法を検討していく．介護の現場では，嚥下不良などの理由で，「錠剤は飲めないから潰して粉にして服用して飲ませる」ケースをみかけることがあるが，そういったケースでも，的確なアドバイスを行う．

ⓑ 患者の病状，ADL，QOL に薬が悪影響を与えていないか，アセスメントする

　高齢者はさまざまな機能の衰えから，高齢者以外では問題にならない副作用が起こってくることが考えられる．そこで薬剤師は，薬による ADL への影響を常に考え，副作用によって，それらが低下しないように気を配る必要がある．薬と ADL に関する関連について，日本薬剤師会は 2011 年に「生活機能と薬からみる体調チェックフローチャート」を発刊したが，この本は，人間が生活するうえで基本となる「食事・排泄・睡眠・運動」，そして認知領域に対するお薬の影響についてフローチャートを使って確認できるようになっているので参考になる．

Ⓔ 多職種連携における薬剤師の役割

　在宅医療では，多職種のスムーズな連携が重要なポイントになるが，薬剤師の業務（役割）はまだまだ十分には理解されていない．それでは，薬剤師がチームの一員となるためには，どのような努力が必要なのであろうか？

　「在宅療養支援業務への取り組むために必要な行動は"婚活"と同じだ」という考え方がある．つまり「私は結婚をしたいと思っています」と意思表示しなければ，誰も結婚相手を紹介してくれない．結婚相手を紹介してほしければ，まずは「自分は結婚する意志があります」と周りの人に宣言しなければならない．同じように，薬局・薬剤師が在宅業務に取り組んでみたいのであれば，そ

の意思を明確に宣言することが大切だという考え方である．

　つまり，薬剤師が在宅医療に取り組んでみたいと考えていたとしても「依頼がこないから取り組めない」という待ちの姿勢でいては，いつまで経っても，取り組むことができないという結果になってしまう．したがって，在宅医療への取り組みを開始するためには，まずは自ら意思があることを宣言する必要がある．そのために，場合によっては，薬局を飛び出して医師をはじめとする多職種にアピールをすることも必要だ．それら，普段の活動や努力により，多職種とコミュニケーションがとれるようになってくれば，いざ薬に関する問題点や課題が発見されたときに，薬剤師が頭に浮かび，訪問の依頼がくるというわけだ．薬の専門家である薬剤師に相談をしてもらうためには，日常的に多職種とのコミュニケーションを良好にしておくことが重要ということだ．

　薬局・薬剤師の在宅療養への参画のために，多職種と触れ合う機会を増やそう．また，薬剤師同士の連携のために，地域の薬剤師会などの研修会にも積極的に参加してみよう．あわせて在宅医療関連のメーリングリスト（ML）へも登録してみよう．まずは身近なことから実践してみることをおすすめしたい．

文　献
1) 厚生労働省：平成 24 年度診療報酬改定について．2012.
   http://www.mhlw.go.jp/bunya/iryouhoken/iryouhoken15/dl/h24_01-02.pdf
2) 日本薬剤師会：後期高齢者の服薬における問題と薬剤師の在宅患者訪問薬剤管理指導ならびに居宅療養管理指導の効果に関する調査研究報告書．2008.
   http://www.nichiyaku.or.jp/?p=347.

〔大澤　光司〕

Ⅱ 先人からのメッセージ

1 一生懸命が生んだ多職種連携

「筋萎縮性側索硬化症で医療用麻薬を使うことになった患者さんがいるので，今度から訪問薬剤管理指導をしてほしいのですが，お願いできますか？」そんな電話からMさん（男性，60歳）とのかかわりが始まった．まだ寒い春の日のことだった．依頼の連絡を入れてくれたのはケアマネジャーのAさん．よくやり取りをしているケアマネジャーで，医療用麻薬や薬の管理や投与が難しい症例があると連絡が入る．今回の件も医療用麻薬使用の患者さんで，処方医が筋萎縮性側索硬化症において医療用麻薬を処方した経験がなかったことから，依頼が入ったようだ．

翌日，Mさん宅にリハビリテーション（リハビリ）で作業療法士が入るとの連絡を受けた．リハビリ後は楽になりコミュニケーションもとりやすくなるので，筆者も同行し，そのタイミングで初顔合わせをさせてもらった．ケアマネジャーも同行し，簡単な自己紹介をした．MさんはBiPAPという鼻マスクの呼吸器（図Ⅱ-1）を使用していた．BiPAPを外すと苦しくなるので，会話は難しいことがわかった．みなジェスチャーでMさんとコミュニケーションをとっていた．また，嚥下困難な状態で食事が難しく，飲み込むことが恐怖となり，大好きな食事が嫌いになっていた．次の病院受診が3日後だったので，主治医との今後の処方打ち合わせも兼ねて，受診の同行を約束をした．

週明けの受診日．大きな総合病院のため，混雑することが予想されていた．Mさんは車椅子で，奥さんと娘さんと一緒に診察室前にスタンバイしていた．長時間の車椅子使用はとても負担がかかる．病院の連携室の看護師に連絡し，受診は1番目にお願いしてあった．待っている間，Mさんといろいろな話をした．瓦職人をしていたこと，趣味は山菜採りで秘密の山があること，犬が好きなこと……，そして1年前に病気がわかってだんだん苦しくなっていったこと，この冬から車の運転も難しくなってしまったこと……．さらに気管切開は絶対にしたくない，なぜならiPS細胞に期待しているからという強い意志も教えてくれた．

診察室に通され，診察を一緒に受け，このまま医療用麻薬を続けていくことを話し合った．嚥下困難なので，錠剤は粉砕にすることとし，粉薬中心の処方

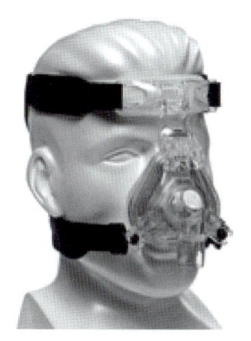

図Ⅱ-1. Mさんが使用していた BiPAP

が継続となった．それから，主治医はこう質問した．「瓦の技術はもう誰にも引き継がないの？ 気管切開はしないの？」Mさんの答えはどちらもNOだった．

処方せんを預かって薬局にもち帰り，訪問の準備に取りかかる．あらかじめ，前回の処方の情報は収集していたので，不足なく対応ができた．訪問のスケジュールにMさんの名前が入る．新規の訪問患者さんは，現在の訪問の状況や処方日を鑑みて調整していく．

いつも訪問している患者さんには，できるだけ「日記帳」の記載をお願いしている．これはいわゆる患者さんのバイタルサイン表である．この発想の源は，連携をとっているある在宅医から「病棟にいるときはどんな状態なのかが病棟のバイタルサイン表をみるとわかるけど，自宅に帰るとわからなくなっちゃうんだ．でも君たちの報告書があると自宅でどんな生活をしているか，定期的によくわかって助かるよ」といわれたことだった．これをヒントに自宅で書けるバイタルサイン表を作成することになった．このバイタルサイン表（以下，日記帳）は患者さん個人によって内容が異なるので，Mさん専用の日記帳を作成した．加えて，居宅療養管理指導を行うので，契約書なども用意し，Mさんのご自宅に向かった．すでに使用している薬であったので，説明する必要はあまりなかった．しかし，Mさんが薬剤をどのように服用しているかが不明だったので聞き取りを行った．残薬の確認もしたが，残薬はあまりなかった．日記帳は主に奥さんが記載することとなるので，書き方を説明し，フェイススケールを使った「苦しさ」についての評価もお願いした．その後，契約書を交わして訪問を終えた．処方は1ヵ月分だったが，医療用麻薬使用の患者さんで

あったので，2週間に1度のペースで訪問して薬剤の管理を支援していき，それに加えて受診の前には日記帳を回収し，受診の際に必要な薬剤や状態の情報提供を行うこととなった．

Mさんの支援にはいろいろな職種がかかわっていた．主治医，ケアマネジャー，在宅医，訪問看護師，作業療法士，言語聴覚士，マッサージ師，ヘルパー，医療器具メーカー，介護用具相談員など，多くの職種が代わる代わる訪問して支援していた．その訪問時が，唯一奥さんが解放される時間となっていたので，訪問する際はご本人のみのことも多かった．訪問時の報告書や日記帳は，主治医も含め，すべてのチームスタッフに情報提供した．食事に関しては，訪問看護師から介護食の提案がすでにされていた．噛まずに食べられるというもので，嚥下することに恐怖を感じていたMさんだが，だんだん介護食にも慣れてきて，常食を摂取できるようになった．肉や洋菓子が大好きだったので，少しずつ本人の好きなものも食べられるようになった．うれしそうに納豆巻きや焼き肉を食べたという報告をしてくれたことが今でも心に残っている．

やがて夏がきた．暑さで本人の体調も優れないようで，苦しいという訴えが強まり，イラつきも多くなっていった．家族との仲も悪くなり，月に1回の病院受診が難しくなってきた．在宅医は，当初は処方を書かずに様子をみていく方向だったが，在宅総合診療も行っている医師だったので，主治医にはレスパイト入院をお願いし，処方は在宅医が担当することとなった．Mさんは苦しいといいつつも，酸素量を増やすことは耳に圧がかかるという理由で嫌がり，自由がきかない入院も当然拒否された．

Mさんと家族ともにつらい毎日が続き，家族の介護疲れが最高潮になっていった．そんななか，「iPS細胞による本格的な治療が可能になるまでに，あと5年はかかる」という報道が流れ，Mさんはひどく落ち込んだ．その直後，誤嚥性肺炎を起こして入院することとなった．

入院しても気管切開をする決断には至らなかった．食べることができなくなったMさんはCVポートを増設し，1ヵ月間の入院ののちに退院することになった．退院時共同指導を行い，病院のスタッフとチームスタッフみなでMさんのこれからについて話し合った．

退院後は，高カロリー輸液が処方に加わり，在宅医が週に1回訪問する予定となった．気がかりな点は，経口摂取ができるうちは抗不安薬を処方していたが，CVポート増設とともに投与できなくなったことだ．呼吸苦は不安から起

こることが多いとされているためである．案の定，退院後にMさんの呼吸苦は強まり，家族の介護負担が増えてしまった．そこで筆者は口腔内で吸収可能な抗不安薬について調べ，在宅医に情報提供した．その日の夜から抗不安薬の投与が開始され，Mさん，家族ともに安眠できるようになった．しかし，Mさんの苦痛はどんどんひどくなり，薬剤を考慮して増量することが続いた．ちょうど，そのタイミングで奥さんに膀胱癌の疑いがかかり，家族とのコミュニケーションがますますうまくいかなくなった．

　ついにMさんの口から入院したいという訴えがあり，再入院することとなった．入院後も，うまくセデーションをかけることができず，医療用麻薬のみでコントロールしていたが，「心臓が丈夫で元気なので，長期戦になるだろう」と，地域連携室の看護師から報告を受けた．

　しかしその翌日，Mさんが虹の橋を渡ったと聞いた……．突然の訃報にチームスタッフみなが驚いた．これから寒くなるという秋の日だった．

　Mさんはとてもこだわりが強く，自宅での生活を希望していた．最期を自宅で看取ることができなかったが，多くの職種が介入し，連携を取ることができ，うまく支援できた事例であったと思う．今回学んだことは，難しい事例でも多くの職種が介入することで，患者さんと家族の不安や介護負担を軽減し，自宅でも無理なく生活することができるということであった．

　このように，1人の患者と出会うことで学び，吸収することがたくさんある．それらは病院でもなく，薬局でもなく，自宅であるからこそ得られる学びである．十人十色という言葉があるように，訪問薬剤管理指導も患者さんそれぞれのカラーによってさまざまである．たとえ知識が不足していたとしても，患者を支えたいと思う一心で，ほかの職種とつながることができる．そのなかで学び，自分なりの支援を行っていくことでチームの一員となれるのだ．薬剤師は医療も介護もわかる職種である．だからこそ，チームのつなぎ役として支援できる．この醍醐味を多くの薬剤師に知ってもらいたい．

〔根本　みゆき〕

2 "在宅"に取り組み今思うこと，そして次の一歩のために

Ⓐ 私のはじめの一歩

　1995年にそれまで勤めていた製薬メーカーから薬局に転職するに当たって，筆者は在宅業務を行っていることを条件に薬局を探した．そして群馬県K市の薬局（当社）を紹介されたことが，筆者が在宅にかかわるはじめの一歩となった．

　当時の分業率は20％にようやく届くかどうかの頃で，また前年の調剤報酬改定で薬剤師の訪問活動がはじめて点数化された，そのような時代であり，在宅業務を熱心に行う薬局は今以上に稀有な存在であった．

　K市のその薬局では在宅患者を常時20人ほど訪問していた．当時の在宅患者の多くは，高血圧や糖尿病といった慢性疾患を基礎疾患とした高齢者が中心であった．最近でこそ緩和ケアや褥瘡ケア，あるいは小児の在宅医療などへの薬剤師の専門性を活かしたかかわりにも注目が集まるようになり，そのことを素直に喜ぶ1人ではあるが，今も当時も在宅患者の大多数は同じような状態にある人たちではないかと感じている．

　そしてむしろ，このような高齢者に薬の副作用やADLへの影響などによってQOLを低下させないかかわりが，これまで以上に薬剤師に期待されているのだと考えている．

Ⓑ 忘れられない人たち

　当時かかわっていた患者さんで忘れられない人は何人もいる．寝たきりの奥さんの介護を，腰の曲がった80歳すぎのご主人がしていたSaさんご夫妻．息子さんご夫婦と暮らす，農林水産大臣賞を受賞されたこともある気骨のあるHさん（図Ⅱ-2）．30代の息子さんと母子2人で暮らしていたYさん．そして「夜の世界で派手に生きてきた」Siさんご夫妻．いずれも慢性疾患を基礎疾患としながら1人での外出が不自由となってしまった高齢者である．

　忘れられない人たちは在宅患者ばかりではない．当時から力を入れていたこ

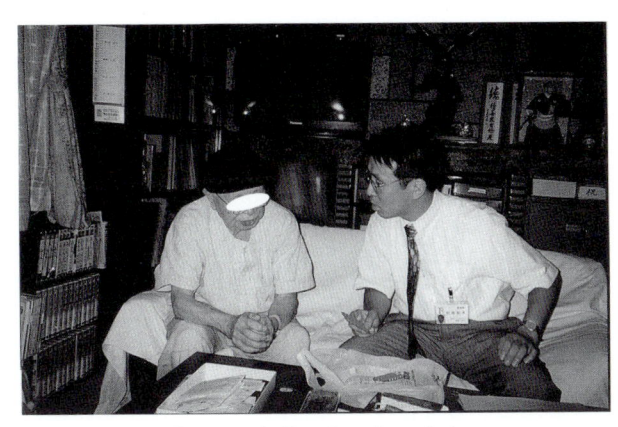

図Ⅱ-2. 気骨のあったHさん

とは，地域の訪問看護ステーションや社会福祉協議会の看護師さんやヘルパーさんたちとの連携である．なかでも医師会併設の訪問看護ステーションのO所長には在宅医療のことをいろいろ教えていただき，また助けてもいただいた．あるとき，いつも玄関先で薬を受け渡して終わってしまうある患者宅のことを相談すると，さっそく一緒に訪問し，患者家族に薬剤師の在宅医療における仕事について説明してくれ，その後は患者のベッドサイドで話ができるようになったこともある．在宅医療における薬剤師の価値を理解してくれる地域の他の職種の方々には大変励まされた．

またK市では，地域の薬剤師仲間ともよく在宅医療の勉強会や情報交換の機会をつくっては交流していた．2000年の介護保険制度スタートに備えて，介護支援専門員の資格をみなで取るために，お互いが講師となり勉強しあい，多くの薬剤師が資格を取得した．

これらすべて，"在宅"がつなげてくれたご縁である．

C 在宅医療推進のための現在の課題

現在は，訪問服薬指導を推進する環境として国の政策の後押しもあり，とてもよいフォローの風が吹いている．しかし現実は，薬剤師はまだ地域のニーズをうまく捉えることができているとはいえない．

在宅患者訪問薬剤管理指導の届け出を行っている薬局は4万3,000軒，その

うち在宅患者調剤加算の施設基準を届け出ている薬局は4,300軒（2012年4月現在）にすぎない．一方で，2011年度の日本薬剤師会の調査によると，訪問依頼があった場合に条件つきながら対応できるとする薬局を含めれば，88％は訪問が可能であるという[1]．実態とのこのギャップは何を意味しているのであろうか．

D 現在のケアマネジャーの課題

　要介護認定の利用者の自立を支援するために，ケアマネジャーは重要な役割を果たしている．しかし現在のケアマネジャーに対して，厚生労働省が2013年1月に「介護支援専門員（ケアマネジャー）の資質向上と今後のあり方に関する検討会」における議論の中間的なまとめ[2]のなかで「利用者像や課題に応じた適切なアセスメント（課題把握）が必ずしも十分でない」，「医療との連携が十分でない」をはじめとする10の課題をあげた．

　そして，これらの課題に対応するための取り組みとして，新たな様式を活用して利用者の課題（ニーズ）を導き出したプロセスを明確にすることや，医療との連携の促進においてはリハビリテーションの活用を例に，早い段階から専門職の適切な助言が得られることが重要であるとしている．

　筆者は，利用者の自立支援に向けた積極的なリハビリテーションの活用と同様に，利用者の自立の阻害要因となり得る薬について，ケアマネジャーが早い段階から薬剤師の適切な助言を得られる仕組みの構築が必要であると考えている．

E ケアマネジャーと薬剤師の新たな連携に向けた取り組み

　現在当社では，北海道薬科大学との共同で，ケアマネジャーとの連携シート（**図Ⅱ-3**）を開発し，それを活用して在宅療養者の服薬管理に薬剤師が早期に介入するための仕組みづくりに取り組んでいる．このシートは，ケアマネジャーと薬剤師が協働で服薬関連のアセスメントを行うことを目的に開発したものである．

　このシートを使った連携の流れは，まずケアマネジャーが，Ⅰ～Ⅲの情報をチェックしてその内容を薬剤師に提供する．薬剤師はその情報をもとに在宅患

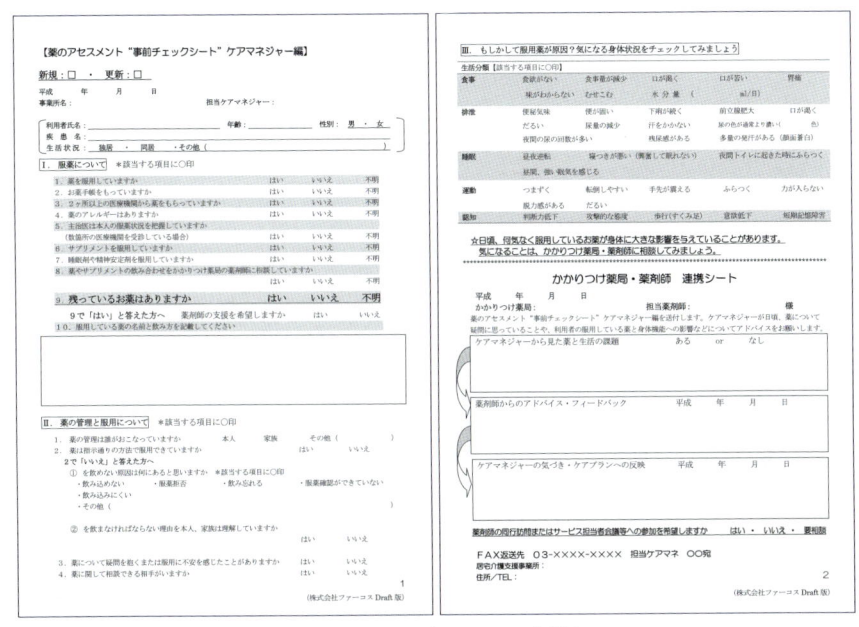

図Ⅱ-3．ケアマネジャーとの連携シート

者の服薬関連のアセスメント，あるいは意見を記載しケアマネジャーにフィードバックする．そのフィードバックを受けてケアマネジャーは利用者のアセスメントに反映させるというものである．このシートを使った連携は，必ずしも居宅療養管理指導の導入を目的としたものではない．

当社のケアマネジャーと薬剤師がこのツールを使い，新規および更新時の97人の利用者を対象に試行した．その結果，薬剤師からのフィードバックが，ケアマネジャーの新たな気づきを促し，服薬関連の課題の抽出につながった．また，あるケアマネジャーは，気になる利用者には薬剤師と一緒に訪問するなどの積極的な連携を行い，その結果，担当する利用者の残薬の問題がすべて解消さたという．

今後も，この取り組みを進め，薬剤師が在宅患者の服薬管理にかかわる1つの仕組みとなるよう発展させたい．

F 在宅医療にかかわる価値とは

　忘れられない高齢者の記憶は，薬剤師としてどのようにかかわったかというよりも，これらのお一人おひとりの生き様や人生観から得たものが忘れられないのだと思う．Sa さんご夫妻には，長い間 2 人で生きてきたその最期の時間を寄り添う老夫婦の姿をみせていただいた．H さんは，身体が弱っていく状態にありながらも，声の力強さや伝わってくる気持ちの強さは最期まで変わることはなかった．一方で，弱った Y さんに，その息子さんは残念ながら最期まで全く無関心であった．これも母と子のそれまでの時間の結果なのだろうか．Si さんご夫妻のご主人は糖尿病から透析となってしまった方で，「病気（糖尿病）など何も構わず，いい加減に生活してきたことを後悔している」と素直な気持ちを語ってくれた．

　薬剤師として在宅医療にかかわる意味は，チーム医療のなかで専門性を発揮して在宅療養者の生活を支えることにある．これは職業人としての must の部分であり責任である．

　一方で，「在宅医療にかかわる価値は何か」と問われれば，それは自分自身のこれからの生き方を学ぶ場であると答えたい．自分たちより少し先を歩いてくれた人生の先輩方が，自らの生き様の結果を教科書としてわれわれにみせてくださり，これから未来に向かって生きる自分を謙虚にさせてくれることが在宅医療にかかわる大きな価値ではないかと筆者は思う．

文　献

1) 公益社団法人日本薬剤師会：平成 24 年度老人保健事業推進費等補助金老人保健健康増進事業「居宅療養管理指導及び訪問薬剤師管理指導のあり方に関する調査研究事業報告書」，2013 年 3 月．
2) 厚生労働省老健局 介護支援専門員（ケアマネジャー）の資質向上と今後のあり方に関する検討会：介護支援専門員（ケアマネジャー）の資質向上と今後のあり方に関する検討会における議論の中間的な整理（2013 年 1 月 7 日）．2013．

〔宇田　和夫〕

3 初めての訪問

🅐 糖尿病のYさん（女性，70代）

　1人暮らしで糖尿病もちのYさんは，いつもタクシーで薬局に乗りつけ，運転手さんを通して「早く調剤して！」とぶっきらぼうに伝えてくる方だった．壊疽が原因で両足指のほとんどを切断していることに加え，血糖コントロール不良が原因の神経障害による足のしびれもひどく，歩行がままならないようであった．

　1998年6月，ひどい土砂降りの日だったが，Yさんが病院から薬局へ電話をかけてきた．

　「タクシーがなかなかつかまらない！ 助けてよ」

　その申し出に筆者は電話口でニヤリとし，二つ返事で快諾．Yさんを迎えに行き，調剤した薬とともにご自宅までお送りすることにした．ニヤリとした理由は簡単で，一度ご自宅にうかがって残薬確認をさせてもらいたいと思っていたからである．そもそもインスリンも打っているのに，HbA1cが全く下がらないどころか徐々に悪化しているYさんが，まともに薬を使っているとは思えなかった．

　自宅に到着し，Yさんを肩で支えながら，いつもくつろいでいるという和室へ導く．そこには，もう暑くなってきている6月だというのに，なんと布団のかかったこたつとヤカンの乗ったストーブが存在していた．そして想像していたとおり，一包化された薬があちらこちらに散らばっている始末．こたつ布団をめくると1つ，ヤカンをもち上げるとヤカンの底に1つ，といった具合．あげくインスリンの針が絨毯の上にチラホラとあり，まともに服薬管理ができているとはお世辞にもいえない状態がそこにあった．

　もしやと思い，インスリンの在庫を確かめるべく冷蔵庫をみせてもらうと，大量の未使用インスリンがそこにあり，どう計算しても指示量の注射がなされているとは思えなかった．

　状況を把握した後，こたつでくつろぐYさんの隣にすわり，薬の管理について相談である．

「Yさん，薬を飲むのは大変？」
「そうやね．なんかバラバラになる」
「インスリンを打つのは大変？」
「台所まで取りに行くのが大変．歩くのがしんどいからねぇ」

Yさんとゆっくり語り合う時間を今までもてていなかったことを反省し，これから定期的に訪問して薬がちゃんと使えるようになるまでお手伝いをさせてほしいと願い出た．いつも不機嫌そうでイライラしていたYさんだから，断られるかと思いきや，意外と心よくその申し出を受け入れてくれた．どうやら「薬をちゃんと飲めば，そしてインスリンをちゃんと打てばきっと今より状態がよくなると思いますよ！ そのお手伝いをさせてください」という台詞が気に入られたようであった．実はYさんは医師から「状態がよくない．このままでは膝下の切断もせざるを得ない」と宣告されていたようで，なんとかしたいという思いが強く起こっていた矢先の筆者の申し出だったのである．

それから筆者は週に1回，Yさん宅を訪問することにした．バラバラになっていた薬は，1週間投薬カレンダーにまとめ，部屋の一番目立つ，取りやすい場所に掛け，飲んだかどうか一目でわかるようにした．インスリンは使用し始めたものは冷蔵庫でなく室温でよいことを説明し，温度の高くならない場所を選びつつ，やはり取りやすい状態で保管することにした．針を捨てる容器も差し上げ，針刺し事故を防いだ．この支援によってYさんの服用状況は改善し，インスリンもきちんと打つようになった．

実は6月から7月にかけての，筆者の訪問は，まったくのサービス訪問だった．つまり薬局窓口でお渡しした場合の金額しかもらっておらず，時間をかけてフォローしていることへの対価はない状態だった．そんなとき，不定期に訪問していた訪問看護師の方から声をかけてもらうことがあった．

「薬剤師さんの訪問のおかげで，この頃すごく状態がよいみたい．訪問の点数はちゃんと算定しているの？ 薬剤師にもあるでしょ，そういう点数．よいことをやっているのだから堂々と算定したらいいじゃない．先生の指示が必要なら，私がもらうときに一緒にもらってきてあげようか？」

なんと，ありがたく心強い申し出だろうかと，筆者はうれしくなった．いつか訪問薬剤管理指導の点数を算定できるようになりたいと思い，勉強と書類の準備だけはしていたので，「今がその時だ！」と思い，看護師のアドバイスどおり，主治医に指示を出してもらうことにした．主治医は訪問していなかった

のだが，通院は明らかに困難であったので，算定基準は満たしていた．かくしてYさんは筆者の在宅訪問算定患者第1号となったのである．

Yさんは徐々に服用することが習慣づき，毎週の訪問でなくても大丈夫となった．2週間に一度の訪問でもきちんと服用し，インスリンも打てるようになった．またしびれが取れたのか歩行も以前よりずいぶん安定してきた．何よりイライラすることが減り，笑顔でいる時間が多くなった．そして訪問3ヵ月目の9月にYさんはうれしい報告をしてくれた．

「先生がね，もう脚は切らなくても大丈夫といってくれた！　うれしい．ほんとにありがとう」

この言葉は筆者にとっても大変うれしいものだった．「Yさんは自分の患者だ！」と心から思えた瞬間だった．以後数年にわたってYさんを訪問した．残念ながらその後，重篤な脳梗塞となり入院し，そのまま退院することなく旅立たれてしまった．しかし，Yさんは今も筆者の心に生き，微笑み続けてくれている．

Ⓑ 認知症のMさん（女性，70代）

Mさんは最初から認知症だったわけではない．田舎住まいに加え，脚が少々悪かったため通院がままならず，定期的に医師の往診を受けていた．薬は高血圧，高尿酸血症，過活動膀胱に関するもののみ．当初は一包化も必要なく，自分できちんと管理できていた．

整理整頓好きで家のなかはきちんと片づいていた．おっとりしたしゃべり口調で温厚な方なのだが，1度だけ怒られたことがある．ある日訪問予定時刻より1時間ほど早く訪問したところ，「時間を守らないと化粧が間にあわないでしょう！」と怒られたのだ．そりゃそうである．年齢など関係ない．こちらの事情も関係ない．患者さんにも予定があり，段取りがあるのだ．在宅患者さんはいつも家にいるのだから，何時に行ってもいいだろう，という傲慢な気持ちがあったことは否定できない．そのことを「化粧が間にあわない」という独特ないい回しで教えてくれたMさんの優しさは胸に沁みた．それ以降，どの患者さんに対してもきちんと時間を守り，早く着くときも遅れるときも一報入れてから訪問するようにしている．

さて，そんなMさんの認知機能は少しずつ衰えていった．まず薬の残り方

がバラバラになってきた．それまでの訪問数年の間，1錠のずれもなかったほどのMさんだったので，最初は意図的に飲み残しているのかとも思ったが，話を聞くときちんと飲んでいるはず，といい張る．本人が飲んでいるつもりで残るのはやはり認知機能の低下かと想像したが，医師も「まだ大丈夫ではないか？」と，当時発売されて間もない認知症の薬は出さずに様子をみる判断をされた．

　ある日，積み上げられた朝刊に広告が入ったままで，新聞を読んだ形跡がないことに気づいた．とぼけた振りをして，「あれ？　今日は何月何日でしたっけ？」と質問してみた．Mさんはニコニコしながらも，少し困った表情となり，「ええ〜忘れた．でも，あなたが忘れたらダメでしょう」と笑いながら答えられた．これを機に，医師は長谷川式スケールを実施し，認知症を認めドネペジルの処方を開始した．しかし，しばらく経つと一包化したものに日付を入れて投薬カレンダーで管理しても，半分くらい飲み忘れることが多くなった．

　やがて部屋の畳が濡れ，尿臭が漂い，布団は午後になっても片づけられていない状態になってしまった．流しには焦げついた鍋，冷蔵庫には腐りかけた1リットル牛乳が数本と，開封されていない刺身が数パック．掃除の行き届いていないトイレ．筆者はいてもたってもいられず，主治医と相談し，地域包括支援センターにひとまずかかわってもらうことを近所に住む息子夫婦に提案した．しかし返ってきた答えは，「自分たちが手助けするから大丈夫」というものだった．息子夫婦とともに，Mさんの実の妹さんも手助けをされるようになったが，毎日かかわるわけではなかったため，薬の飲み残しはやはり解消されないままだった．

　家族，医師，そして配食サービス会社と協力して服薬の声かけをしようかと画策したが，これも十分なフォローにはならなかった．医師の勧めもあり，ようやく介護認定を受け，要介護2と判定された．ヘルパーサービスを使うかと思いきや，結局家族が在宅では不安と訴え，特別養護老人ホームへ入所することが決まった．そのホームだとMさんの薬はどこか別の薬局がつくることになる．悲しいことに最後まできちんとかかわれなかったMさんであるが，やはり忘れられない患者であることは間違いない．

〔川添　哲嗣〕

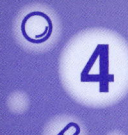

4 私の薬剤師人生と在宅医療

A 薬学部進学の理由

　筆者は小学校の卒業アルバムに，将来の夢として，わけもわからず「がんを治す機械を発明する医師＋エンジニアになる」と書いていた．
　その後，中学・高校に進むと手塚治虫の『ブラックジャック』や『火の鳥』を読み，医療や生命にかかわる職業に就きたい気持ちがより強くなり，医学部を目指して受験勉強をしていた．その頃，柳田邦夫の『ガン回廊の朝』（講談社）や佐久総合病院の若月俊一先生が著した『村で病気とたたかう』（岩波新書）を読んだ．そして漠然と，がんを治したり，地域医療に携わり在宅医療を行ったりする医師を目指すようになっていった．しかし，高校3年の夏，担任から，「薬剤師になってはどうか？」と勧められた．当時，薬剤師といえば"街中の雑貨やティッシュを売っている愛想のよい薬局のおやじ"くらいしか認識がなかったが，担任から「薬剤師がこれから病棟活動を行う時代がくるぞ」と教えられ，「東京薬科大学には病棟活動を行う薬剤師を養成する"臨床薬学専攻科"があるから進学してみないか？　もしよければ学校として推薦するよ」と声をかけてもらった．今考えれば，当時成績が伸び悩んでいた筆者に担任が"よかれ"と考えて指導したのだが，もしこのとき断っていれば，筆者は医師になっていたかもしれない．結局一晩考えて受け入れてしまった．推薦入学試験を受け（合格率は，一応2倍の倍率）晴れて（？）東京薬科大学に入学し，4年次の卒業研究の研究室は，臨床薬学教室を選んだ．
　その後，臨床薬学専攻科は大学院に格上げされ，筆者も受験した．しかしながら，何と点数が10点足りずに不合格になってしまった．それでも研究室の教授は，学部生の身である筆者を聖マリアンナ医科大学病院へ行かせてくれ，卒業までの数ヵ月間，聖マリアンナ医科大学病院薬剤部と当時の第三内科で卒業研究をすることができた．こうして何とか卒業試験に合格し，大学は無事卒業したが，合唱団のクラブ活動に没頭し学生生活を謳歌していた筆者は，国家試験に不合格となり，せっかく就職した病院も辞めざるを得なくなってしまった．

Ⓑ 薬局勤務のなかで

　その後，街中の薬局に勤務しながら国家試験に合格し，診療所の手伝いをしながら，バブルに乗って店舗を増やしたり，薬局で販売できるものは医薬品以外の雑貨やトイレットペーパーまで何でも販売したりしていた．そんなある日，小柄なおばあさんが薬局に大人用紙おむつを買いに来た．大人用紙おむつはパッケージが大きく，1人ではもって帰れない．そこで，「薬局閉店後でよかったら家まで運びますよ」と声をかけ，夜8時すぎにおばあさんの自宅まで配達した．そのついでに，「病院でもらった薬の飲み方がわからないので飲み方を教えてほしい」といわれ，バラバラになった薬を整理し，服用方法を教えた．これが筆者の初めての在宅医療ではなかったかと記憶している．もちろん当時は訪問に関して保険請求も，点数も，ましてや介護保険もない時代である．

Ⓒ 介護保険制度開始

　その後，何度か転職を繰り返し，時代は平成になり，ゴールドプランが当時の厚生省から発表され，介護保険制度施行の動きが出てきた．「介護支援専門員（ケアマネジャー）」という資格ができるらしい，ということがわかり，うっすらと，「これが自分の目指すもう1つの方向ではないか」と考えるようになった．自分で薬局を開設する資金調達の目的で宮崎へきて，2年ほど調剤のみの仕事を行っていたが，当時は丁度医薬分業が盛んになる時期で，「宮崎の医薬分業推進に力を貸してもらえないか？」と薬剤師会から誘われた．筆者も調剤業務のみの仕事に飽きてきたころで，また，地域の役に立つということもあり，1998年，県立病院前の会営薬局の立ち上げを行い，翌年大学病院前の会営薬局の設立および所長として勤務することになった．そして1999年を迎え，介護保険制度の準備としてケアマネジャーの資格を得，要介護認定審査会の委員を引き受けたり，会営薬局にも居宅支援事業所を開設した．こうして，実際に介護保険の事業にもかかわることとなった．

Ⓓ 第1号のケアプラン作成

　前述のとおり，2000年にはケアマネジャーの資格を取得し，会営薬局に居

宅支援事業所を併設した．この頃，70代の男性で大学病院には通院しているものの，1日のほとんどを自宅のソファーで横になって過ごしているという脳梗塞後左片麻痺の患者がいた．介護認定の申請をしてケアマネジャーとしてその患者にかかわることとなった．

要介護認定では，要介護1と認定された．薬はしっかり管理でき，服用も可能だったので，薬剤師としてのサービスは行わず，下肢筋力低下防止のリハビリ目的で週2回のデイケアと福祉用具購入の介護プランを立てた．

実際自宅に訪問してみると意外な発見があった．田舎の家なので簡易水洗トイレであり，座面が極端に低く，脳梗塞で左片麻痺であるため，このトイレにすわるとき，臀部をトイレの便座に強打してしまうことがわかった．それが原因で腰痛が激しくなり，痛みを避けようとトイレでの排便を我慢し，便秘になってしまった．主治医は循環器が専門の医師であったため，NSAIDsの内服と湿布，緩下薬を処方するのみであったが，トイレの座面の位置を変えられる電動便座を福祉用具購入費で設置すると，臀部を強打することなく便座に腰かけられるようになり，NSAIDsや湿布の使用量が減り，便秘も改善した．これにより，患者は腰痛・便秘から解放され，1日中ソファーに横になってテレビをみている生活だったのが動き回れるようになり，しばらく運転しなかった軽トラックを運転し，また好きだったパチンコにも通うようになった．患者本人や患者の妻はとても喜んでくれ，患者の妻からは「先生，治しすぎだ」とお叱りをいただくほどであった．患者はもともと農業をしていたので，デイケアでも芋の栽培の指導を始め，施設からも大変喜ばれた．

残念ながら数年後，がんが脳に転移して亡くなられたが，人生の最期を寝たきりにならずにすごせたのは大変よかった．ケアの視点でQOLを改善し，使用薬剤を減らすことができた忘れられない患者である．

E 薬局開設〜本格的に在宅医療を開始〜

その後，2003年に現在の薬局つばめファーマシーを開設した．ここでの仕事を始めてから，本格的に在宅医療に取り組むことになった．この薬局は建設時からクリーンルームを設置し，在宅医療にかかわることを目的に開設されたのである．無菌調剤を行えることから，在宅医療に取り組むいろいろな医師から訪問依頼を受け，終末期の患者にも多くかかわらせていただくようになった．

またグループホームも訪問し，認知症の患者にもかかわるようになった．そして，在宅医療とともに緩和医療，認知症，栄養などの専門的な知識も勉強させていただいた．こういった経験を通じて多くの学びを得たが，一番は患者からいただいたたくさんの言葉である．「もう満足した．いい人生だった」と12月31日に亡くなられたNさん．「殺してくれ！」と懇願された筆者と同じ年の膵臓癌末期の患者．「先生ありがとう」という言葉が人生最期の言葉となったAさん．「スポーツが好きだから，オリンピックがみられればそれでいい」と話していた患者が，いよいよ死期が迫り筆者にいった言葉が，「あんた，治るっていったよな」（けっしてそんなことはいっていないが）．胆管癌で亡くなったGさんの奥さんからいただいた，「最高の医療を施していただきました」という非常にもったいない言葉．まだまだたくさんあるが，人生の最期のほんの少しの間かかわらせていただくことに，薬剤師として本当に大きな意義を感じる．

F 在宅医療の普及，そして未来へ

　筆者は，小学生の頃から医師を目指し，高校から大学では病棟で働く臨床薬剤師を目指してきたが，結局のところ地域での在宅医療にかかわることになった．しかし，一貫して患者を直接視る（薬剤師なのであえてこの"視る"という字を使用する）ことに変わりはない．この先は，きたる超高齢化社会において日本全国すみずみまで在宅医療が普及し，薬剤師がしっかりかかわれる環境を築いていくことが筆者の使命であると感じている．

〔萩田　均司〕

5 仮面ライダーとショッカーが生んだもの

　突然，訪問看護師から電話が入った．
「岩渕さん，お願いがあるんだけど……．今から末期がんの患者さんへの薬の配達と，痛みの確認にかかわってほしいの」
　聞くと，これまで通っていた薬局では，麻薬は扱っていないとの理由で，調剤を断られたらしい．患者さんの奥さんは，
「寝たきりのお父さんを1人置いて，どこの薬局へ行けばいいかわからなくて……」
　と話しているという．その奥さんの言葉から，途方に暮れる様子がみえるようだった．う〜ん，これは放っとけない．私は，この患者さんにかかわることを決意した．

　患者さんの名前は，和夫さん．74歳のおじいちゃんだ．前立腺癌の末期で骨転移も認め，疼痛に悩まされている．
　連絡が入った日から，臨時処方薬の配達が始まり，体調や痛みの状況を確認するために，週に3，4回は訪問することになった．
　和夫さんは，おばあちゃん（妻）と息子家族の5人暮らしだった．でも，東日本大震災のために自宅が全壊し，仮設住宅で別々に生活していた．震災から1年半が経ち，ようやくもとの家に戻ることができたばかりだった．
　そんな和夫さんの家には，その年に小学生になる孫の太一郎くんがいた．震災以後，家の周辺が，さら地になってしまったため，太一郎くんの元気な声が外にいる私のところまで響いてくる．太一郎くんはいつも，私がインターホンを鳴らすと，おばあちゃんと一緒に，玄関で迎えてくれた．
「おんちゃん，何しに来たの？　何屋さんなの？」
　そんな質問をしながら，人なつっこく，ついて来た．
「太一郎！　おじちゃんの邪魔になるから，静かにしなさい」
　これがおばあちゃんの口癖だった．そして和夫さんの日々の様子を詳しく話してくれた．それに対して和夫さんは，当初は遠慮気味な受け答えが多かった．
　ある日のことだ．インターホンを鳴らしても，誰も出てこない．恐る恐る戸

を開け，呼んでみると，「入ってきてくれ」と苦しそうに絞り出す声が，部屋から漏れてきた．
　和夫さんは，ベッドの上で顔を紅潮させ，まるでサウナスーツを着用しているかのように，びっしょりと汗をかいていた．とにかく汗を拭いて，服を着替えさせなければならない．時折目にしていた，ヘルパーさんが行っている清拭を真似てみるのだが，体位を変えるたびに「痛い痛い」といわせてしまった．ところが，意外な言葉が返ってきた．
　「悪いねえ．薬屋さんにこんなことまでさせて……」
　これが，初めて声をかけてもらった瞬間だった．
　それ以後，和夫さんは元気な頃の話を聞かせてくれたりもした．現役時代，漁船の機関員でアラスカやフィリピン沖での遠洋漁業に携わっていたこと．操業中，網がスクリューに巻き込まれたときは，命綱１つで，１人海へ飛び込み，命がけで処理したこと．先程まで痛がり，会話ができなかったのが嘘のように誇らしく話してくれた．
　しかし，病状は，日を追うごとに悪化していった．麻薬（オピオイド）の量は，増加の一途をたどり，夜間になるとせん妄が現れた．経験したことのない夫の暴言や異常な行動から，おばあちゃんは眠れなくなり，頭痛まで引き起こしていた．それでも，夫に寄り添い続けていた．

　そんなある日，私が訪ねていくと，見慣れない人が和夫さんのベッドの横にいた．その方は，チョキチョキと和夫さんの髪を切っているではないか．
　実は，機関員だった和夫さんは，数ヵ月に１度海から戻って，行きつけの理髪店へ行くのが，何よりの楽しみだった．それを知っていたおばあちゃんは，その理容師を呼ぶタイミングを見計らっていたのだ．
　手際よくはさみを動かす理容師さんと，満面の笑みを浮かべている和夫さんの間には，言葉すら必要なく，通じ合うものがあるように思えた．そんな２人の関係がとても羨ましかった．患者さんを支えているのは，けっして医療人だけではない．そう実感した．
　そんな時間もつかの間，病状はさらに悪化した．薬を服用することもできなくなり，点滴や外用薬へと切り替わっていった．ただ，内服の麻薬（オキノーム散）だけは，本人の強い要望もあり処方してもらった．これまで，突出痛を緩和するのに，何度も服用してきたからだ．本人の心の支えにもなっていたの

だろう．坐剤の麻薬（アンペック坐剤）をレスキューとして使用しているときでも，和夫さんは，必ず手の届く場所に，「オキノーム散を 10 包置くように」と伝えてきた．

　亡くなる 2 週間前になると，薬を口に入れることもできなくなり，呼びかけにもほとんど応じなくなっていた．尿量も減少し，誰もが，死が近づいていることを感じていた．

　そして，亡くなる 7 日前のことだった．
「じいちゃん，元気になれる薬だよ．じいちゃん，早く飲んで」
　そういいながら，仮面ライダーの格好をした太一郎くんが，オキノーム散をもって和夫さんに語りかけていた．おばあちゃんが，私にこう話してくれる．
「お父さんが痛がると，太一郎はいつもあの格好でオキノームを渡しているの．お父さんも，孫のいうことだから，必死になって飲んでねぇ」
　しかし，和夫さんは，太一郎くんの呼びかけにすら反応しなくなっていた．でも，太一郎くんは，きっとこう願っていたはずだ．
「ぼくが仮面ライダーになれば, 助けられる……．なんでも,叶えられるよ……」
　おじいちゃんに寄り添っている太一郎くんの小さな背中が，とても寂しくみえた．
　翌日，私はアンペック坐剤を届けるために，再び訪問した．昨日と同じように，太一郎くんとおばあちゃんが，和夫さんに語りかけている声が聞こえた．
「じいちゃん．仮面ライダーがお薬もってきたよ……」
　どうやら，オキノーム散を渡そうとしているようだ．よし，今しかない……．あれをやるのは，このタイミングしかないだろう．私は，仮面ライダーの宿敵であるショッカーになりきり，部屋に飛び込んでいった．
「キィキィーン，キィキィーン」
　甲高い声を発しながら，私は……いや，ショッカーは部屋に入っていく．おばあちゃんはあっけに取られているが，すぐに気づいた太一郎くんは，変身のポーズを決めて，襲いかかってきた（**図Ⅱ-4**）．
「へんし～ん．とおっ！」
「キィキィーン，キィキィーン，キィキィーン！」
　静かな部屋に，仮面ライダーのかけ声とショッカーの悲鳴が響いた．おばあちゃんと，台所から駆けつけた息子夫婦は，大声で笑い出している．

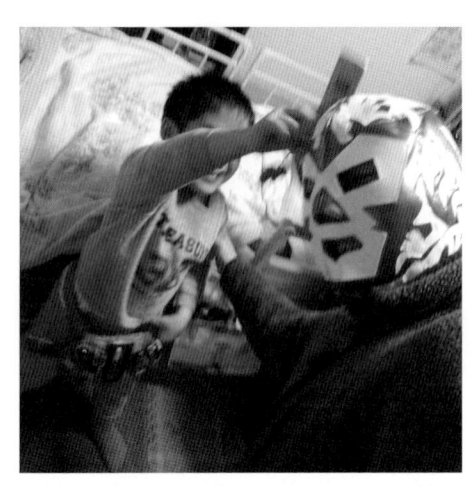

図Ⅱ-4. 仮面ライダーとショッカーの後ろで，和夫さんは笑っていた

　おばあちゃんが叫ぶ．
「あっ，お父さんが，笑ってる」
　あわててみると和夫さんが笑っていた．数日間呼びかけにも応じなかったのに，目じりがにっこりと下がっている．取り囲むみんなも，とても嬉しそうだ．
　私は，ショッカーの真似をやりきった充実感に包まれていた．

　翌日，訪問看護師や主治医から，連絡がきた．
「何かに変身したんだって？ なんか「凄いこと」が起こったらしいよ」
　私は「凄いこと」は，和夫さんが笑ったことだと思っていたのだが，そうではなかった．実は，私が帰った後に，「お腹がすいた．おにぎりが食べたい」といってきたそうだ．
　すぐに，おばあちゃんは子どもの握り拳大のおにぎりをつくって，食べさせようとしたら，「自分で食べっから」，そういって，30分かけて食べきったという．それだけではなく，「うまかったぁ」といい残したらしい．
　口もきかなかった和夫さんが，おにぎりを食べ，お礼をいった．「凄いこと」が起こったものだ．

　そして，その6日後，和夫さんは亡くなった．
　私が訪ねていくと，亡くなって数時間しか経っていない和夫さんのそばに，

おばあちゃんが，いつものように寄り添っていた．私の顔をみるやいなや，おばあちゃんはこういった．
「お父さん，岩渕さんだよ．あの時のおにぎりは美味しかったねぇ」
何もいわず横たわる和夫さんの顔が，そこにあった．
「和夫さん，痛みをもっと和らげられれば，よかったね」
疼痛コントロールをもっとうまくできたのではないか……，という後悔を枕元で打ち明けた．そんなとき，太一郎くんが話しかけてきた．
「おんちゃん，また戦おう．早く変身してよ〜」
私には太一郎くんへ返す言葉がみつからず，足早に車に戻った．
車に戻る私を追いかけるように，おばあちゃんがやって来た．
「お父さんは亡くなったけど，あの時の笑顔をみれたのと，ワタシのおにぎりを食べてくれたので，これまでの苦労が報われたやぁ．悔いはないよ，岩渕さん」
そう話してくれた．

あれから，半年がすぎた．いつものように，私は自分に問いかけている．
薬剤師として和夫さんの家を訪問して，「どんな仕事ができたのか」と……．
必要な薬を，和夫さんのお宅に運んだ．そして，使い方の指導もした．でも，一番苦心したのは，和夫さんやおばあちゃん，そして太一郎くんの気持ちと真っ正面から向き合うことだった．
それは，薬剤師としての仕事ではないのかもしれない．でも，緩和医療では，薬剤だけにこだわる必要もない．私は，そう思っている．患者さん，そして取り囲む家族の負担が和らげば……，それでいいのだろう．それが，ショッカーの真似だったとしても．
今でも，おばあちゃんの携帯電話の画面には，和夫さんの写真がはりつけてあるという．それも，私が太一郎くんに叩かれているのをみて笑っているお父さんの姿だ．それをみるたびに，おにぎりを食べて笑った和夫さんを思い出しているという．
そんな話を聞くと，私は身の引き締まる気分になる．学ぶべきことが，薬や病気の知識だけにとどまらないからだ．
次は，いったい何に変身することになるのだろう……．不安と期待を抱きながら，次のお宅へと向かうのであった．

〔岩渕　安史〕

6 患者さんの笑顔がやる気の源

A 「配達をお願いできませんか」

　筆者が初めて在宅医療にかかわることになったのは，1本の電話からだった．在宅医療専門のクリニックから，患者さんの自宅に薬を届けてほしいという依頼だった．よくよく話を聞くと，寝たきりの奥さんを，70歳すぎのご主人が介護しておられるという．奥さんは気管切開，胃瘻造設後で，毎日1,000mLの経管栄養剤を入れている．

　ご主人は2週間に1度，近くの薬局に薬をもらいに行っている．胃瘻があるため粉砕の薬が多く，調剤に手間どるため薬局で長く待たされる．そのうえ，重い経管栄養剤を3箱以上ももって帰らなければならない．みかねたクリニックの訪問医が薬を届けてくれる薬局を探して連絡してきたというわけである．

　居宅療養管理指導を行わせていただくことになったが，正直なところ自分に何ができるのかわからなかった．ご主人はまだ現役で働いておられた．朝夕の与薬はご主人の仕事だったが，経管栄養剤の滴下は時間がかかるうえ，たくさんの種類の薬を胃瘻から投薬するのは容易ではなかった．水剤もあったが，薬の残量がたびたびあわなくなり，どうにか簡便にならないかと相談を受けた．そこで，医師と連絡を取り合い，できるだけ薬を単純にまとめるようにした．

　奥さんは寝たきりで意思の疎通は難しく，訪問しても本人からは何も聞くことができない．ただ服薬カレンダーに薬をセットし経管栄養剤を運ぶだけだった．

　しばらくして，あることに気がついた．いつも決まった時間に訪問看護師が来るのだ．そこで，その時間に合わせて訪問することにした．訪問看護師の処置をみながら，気管切開の方の痰のトラブル，胃瘻設置部周辺の皮膚トラブルへの対応，褥瘡の処置の仕方，褥瘡をつくらないためのポジショニング，股関節や腹部を圧迫しないおむつの当て方，衛生材料の使い方や違いなど，さまざまなことを教えていただいた．こうして次第に顔のみえる関係づくりができていった．最近では，薬のことでわからないことがあると，看護師のほうから気軽に電話で問い合わせてくれるようになった．

　誰でも必ず「最初」がある．しかし，1人で患者さんを看ているわけではない．

他職種から学びつつ，少しずついろいろなことを吸収していけばよい．そうすれば，窓口業務では体験できなかった多くの知識と，新しい人間関係を得ることになるだろう．

Ⓑ 輸液用ポンプって？

　訪問活動を始めてまもなく，ある雑誌の広告が目に入った．全国薬剤師・在宅療養支援連絡会（J-HOP）の案内だった．訪問活動を始めたばかりで，右も左もわからなかったので，藁をも掴む思いで入会の申込みをした．入会するとメーリングリストに登録され，全国で訪問活動している薬剤師といろいろな情報を共有することができた．ずいぶん稚拙な質問もしたが，全国から丁寧な回答が寄せられた．仲間の支えがあったから，今までやってこられたのだと思う．

　「PCAつきポンプを使う予定なのですが，気をつけることはありますか」
　「モルヒネなどの持続皮下注を行うときは，シリンジポンプとディスポーザブルポンプとどっちが使いやすいのですか？」
　「○○ポンプはなんといってもPCAで注入する薬剤の量に選択肢があるのがいいね．ロックアウトタイムも選べるし，PCAをつけるとラインが分かれて，慣れないとプライミングが面倒かな」
　「最近はCVポートのほかに，PICCの患者さんもいるので，その場合はヘパリンロックは……」
　「CADDのスペックは……」
　「PCAって何？ PICCって何？」聞いたことのない単語が飛び交い，異国を旅しているような気分だった．窓口業務をしているときは聞いたこともない単語だらけだった．どんなときに使うのだろう，どのように使うのだろう……と思いながら，とりあえず，わからなかった単語を片っ端から調べた．それでも実際のポンプを目にする機会はなかった．
　あるとき，ケアマネジャーから電話がきた．
　「急で申し訳ないけど，今日の午後，患者さんが退院してきます．CVポートをつけて退院するので対応をお願いします」
　来た！ 初めての中心静脈栄養患者さんだ．やっと本物の輸液ポンプを目にすることになった．「これが，先輩薬剤師の話していたポンプなのかぁ」と思

うとドキドキした．それとともに中心静脈栄養の患者さんにはいろいろなものが必要になってくることを知った．高カロリー輸液，注射針，ルート，ガーゼやテープ，消毒液など．薬剤師がかかわらなかったら，家族は困惑するだろう．

　最初から輸液の知識のある人はいない．みな，現場に入りながら徐々に学んでいく．初めてのことにぶつかり，とまどうこともあると思う．でも，それを1つ1つ解決していくことで，少しずつ自分のものになっていく．今はわからなくても，継続していけば必ず理解できるときがくる．そしてなにより，たくさんの訪問薬剤師の仲間がいる．1人で悩まないで，ぜひ周囲に相談してほしい．

ⓒ ロンドンオリンピック

　ロンドンオリンピックが開催された2012年の夏も暑かった．
　S訪問看護ステーションから電話がきた．「急で悪いけれど，明日の14時に医師の初回訪問があります．薬がうまく飲めていないみたいだから，一緒に行ってくれない？」とのことだった．
　73歳．男性．奥さんと2人暮らし．小細胞肺癌を発病．多発性脳転移のため肩から頭にかけて痛みがある．抗がん薬治療は終了し，在宅療養となった．退院時，オキシコドン（オキシコンチン®），デキサメタゾン（デカドロン®），ロキソプロフェン（ロキソニン®）など，朝食後の薬だけでも13錠あった．
　初めてお目にかかったとき，顔にシップ薬を貼り，ベッドのうえにうずくまるようにしておられた．脳に転移したがんの浸潤がひどく，顔面の神経を刺激していた．食事もほとんど摂れず，経口栄養剤を1日1本飲むのがやっとだった．認知機能はしっかりしていたので，薬の管理は自分で行っていた．入院先の病院から「オキシコンチン®は強い痛みどめ」と聞かされていたため，痛みのひどいとき以外は使わないようにしていた．そのせいか，薬箱のなかにはオキシコンチン®がたくさん残っていた．
　その日のうちに残薬を整理・一包化し，服薬カレンダーにセットした．医療用麻薬の性質について説明し，1日2回，痛みの強弱にかかわらずしっかり服用していただくようお願いした．レスキューの使い方も本人と家族に伝えた．
　2日後，再度患者宅を訪問すると，ベッドでうずくまっていた方が，きちんと椅子に座り，頭に手拭いではちまきをして，にこやかにロンドンオリンピックを観戦しておられた．本当に同じ人かと疑うくらい元気そうだった．「全然

痛くないよ．食欲も出てきた．昨日はおれの誕生日だったから赤飯を二升炊いて近所に配ったよ．孫も来て祝ってくれたんだ」と楽しそう．とくに，奥さんがとてもうれしそうにしておられたのが印象的だった．今さらながら，医療用麻薬の力に驚かされた．

　もちろん，がんは患者さんの体を遠慮なく蝕んでいった．ロンドンオリンピックの閉会式の後，患者さんは静かに亡くなった．最期までひどい痛みで苦しむことなく旅立たれたとのことだった．

　1ヵ月のお付き合いだったが，居宅への移行当初からかかわらせていただくことができてよかった．この患者さんを通して，末期がんの患者さんに薬剤師がかかわることがいかに大切かを学んだ．薬剤師がかかわるか，かかわらないかで，患者さんのQOLが天と地ほども違ってくる．患者さんに限られた時間を有意義にすごしていただくためにも，ぜひ積極的にかかわってほしいと思う．

D ゆで卵

　訪問先では，いろいろなおもてなしを受ける．「腹はすいてねぇか」，「喉は渇いてねぇか」と，まるで娘か孫がきたように心配してくれる．柿やみかん，ブドウ数粒，賞味期限切れのジュース，ちょっと干からびたおまんじゅう．体にいいからと，いつも握らせてくれる黒糖飴．どこから出てきたのか，ゆで卵が3つ．「いいから，食え，食え」と勧められる．すでに食事を済ませた胃袋には，ちょっとこたえるが，ここはありがたく頂戴する．

　患者さんは「今日は薬局の人が来る日だから」と楽しみにしてくれているのだ．「今日は来ないのか，何時頃来るのか」と電話をかけてくることもある．

　在宅医療の仕事は，時間もかかるし，割に合わないという人もいる．しかし，患者さんにとって薬剤師はよき話し相手であり，心の支えなのだ．患者さんがうれしいときは一緒に笑い，寂しそうにしているときはそっと肩に手を置く．悲しみや苦しみを薬剤師とともにわかちあってきた患者さんや家族，在宅医療はその人たちから「ありがとう」といってもらえる仕事なのだ．つくづく素敵な仕事だと思う．

〔藤森　真紀子〕

7 依頼がきたら，断らないで一歩踏み出そう

Ⓐ 医師が町の薬局にやってくる

　1999年7月19日，在宅医療を行う診療所を開設した医師が来局し，訪問の依頼を受けた．

　当時，松戸市薬剤師会でも，「いずれは，われわれの薬局にも依頼がくるのでは」という話は聞いていたが，まさかこんなに早くわが薬局に，訪問のお仕事がくるなんて！　医師が町の小さな薬局にやってくる．それまでにはないことだったので驚いた．

　患者さんは近所の方で，面識はなさそうだが，徒歩で5分の距離にあったため，患者さんと訪問医で相談した結果，筆者らの薬局に決めたとのことであった．医師が来局したときには，薬局内にはほかにも患者さんがいたので，詳しい内容については「後ほど電話する」といって医師は帰っていった．訪問服薬指導の承諾もはっきりしないままの，慌ただしいなかでの始まりであった．

　後に患者さんの情報をいただき，この患者さんがALSとわかり，かなり緊張しながらのかかわりあいとなった．患者さんは，ご主人と二人暮らしで，ヘルパー，看護師，ケアマネジャーはもちろん，医師も加えて多くの他職種の人たちと連携を取りながら，訪問服薬指導を行った．入退院が多かった患者さんだったが，亡くなるまで8年間のつきあいであった．月2回の定期訪問以外にも，急な熱発や転倒などの臨時往診時に，薬局にも指示があればしっかり対応した．また生活面や経済面の相談をされて戸惑ったこともあったが，地域密着型の薬局のメリットを活かして，民生委員に介入していただき，協力を仰ぐことができた．

　この原稿を書くにあたって，改めて訪問終了者のファイルを数えたところ，30件前後あった．訪問が始まった頃は，筆者自身も燃えていたので，遠くの患者さんも引き受け，毎日馬車馬のように，患者さんの所を飛び回っていたように思う．

❻ 薬局は医師の味方か

　時には，どこの薬局ともうまく行かない気難しい患者さんを，年の功でうまく指導してくれるだろうと思われ，無理やり医師から頼み込まれたこともあった．その患者さんの家族は憎しみ合い，介護には見向きもしない状況だった．

　その患者さんは83歳の女性で，家族構成は娘婿と2人のお孫さん．お孫さんは2人とも成人しているが働いていない20代の若者で，娘さんは亡くなったとのことだった．大きな家に住んでいるその患者さんは，長いリウマチ歴のため，手指の変形，膝の変形などがあり，歩行が困難で，箸ももてず，着替えにも長い時間がかかった．

　訪問服薬指導の時間は，基本的に開局（10時）前と閉局（18時）以降であることを，居宅療養管理指導開始時に患者さんと家族に説明し了解していただいていたはずだったが，朝9時に訪問したところ患者さんはまだ起きておらず，不機嫌なお孫さんにお願いして薬剤師が来ていることを伝えてもらったが，結局2時間待たされ，薬局は13時まで閉局を余儀なくされることもあった．やっと指導を始めても，患者さんは聞く耳をもたず，一方的に医師や看護師，ケアマネジャー，ヘルパーへの批判を浴びせ，とくに往診時，医師が採血した患者さんの血液が入った容器をバッグのなかにそのまま無造作に入れたと，怒りが収まらないのか，何度も繰り返し訴えた．「容器に入っているため全く問題ないのでは」と説明したが，「薬屋も医者の味方か，みんなグルだ」とののしられた．また，ダンボール箱にあふれる残薬の確認も，近づいてのぞき込もうとすると，「盗もうとしている」と大声をあげるといった状態だった．

　マニュアルに沿った服薬指導ができないまま，施設に入るまでの半年間訪問した．マニュアルどおりにはできなかったが，訪問のたびにリビングでウロウロしているお孫さんを巻き込むことには成功し，残薬確認を手伝ってもらった．正確には残薬確認ができなかったものの，ダンボール箱を整理してくれているお孫さんに対しては，さすがに患者さんも「盗もうとしている」とはおっしゃらず，逆に目を細めてみていた．また，ある朝訪問すると，お孫さんとインスタントラーメンを食べておられ，「孫がつくってくれた」と恥ずかしそうにいっていた．

　少々書きづらいが，「薬局は医師の味方」と，患者さんから思われた事例をもう1件紹介する．自立支援の45歳の女性（前の事例とは病院，医師も異なる）

で，往診時，患者さんの状況で尿検査が必要になったが，検尿コップの用意がなかったため，患者さん宅の台所でヨーグルトの空き容器を探し出し，その容器に採尿させられたとのことだった．

筆者が訪問すると，「自分が食べたヨーグルトの入れ物におしっこを採らされた」と，開口一番，訴えてこられた．最初は要領を得ず，話がよくわからなかったが，何度も繰り返し話してくれて，やっと患者さんのいう意味が理解できた．「きれいに洗ってあれば，検査に影響しないし，何もないときは，代用品で対応することもある」と話し，患者さんの怒りを鎮めたが，果たしてこれでよかったのかと，心中は複雑だった．「薬屋さんはお医者さんの味方」と患者さんの目がいっているように感じた．

ⓒ 医師・看護師に聞けないことは薬剤師に聞いている

これまで薬剤師は，病院勤務でもなければ，世間から医療人とは思われてこなかった．薬局製剤などで薬剤師の体面を保っている者もいたが，大半の薬剤師が，開局するとOTC薬のほか，化粧品や雑貨を扱った．筆者も医薬分業が花開く前は，「薬屋さん」，「薬屋のおばさん」，「薬屋の奥さん」と呼ばれていたものだ．しかしそんな印象の気安さからか，訪問業務を始めると，医師や看護師に聞けないことを，患者さんは結構，薬剤師に聞いてくるのである．

筆者は松戸市薬剤師会で，介護保険委員として活動させてもらっている．そんななか馴染みのある薬局では，患者さんが，薬以外についてもいろいろな相談を薬剤師にしているということがわかった．介護に関する相談も多く，薬剤師にもわからない場合も少なくなかったため，相談された薬剤師は悪戦苦闘し，いろいろなところに電話で問い合わせたり，資料を取り寄せたりと，勉強を余儀なくされていた．そんな薬剤師の奮闘ぶりを，介護事例報告として介護保険委員会で取りまとめ，薬剤師会の会報に載せ，会員に事例を通して介護の知識を共有し，研鑽してもらおうとの試みが始まった．

相談者，相談内容，薬局の対応，コメント（ケアマネジャーや行政のアドバイス）という4枠に分けて組み立て，1事例とした．最初は順調なスタートだったことから，「100事例集めよう」と途方もない目標を掲げた．途中だんだんと士気が下がり，収集が危ぶまれる時期もあったが，8年4ヵ月をかけて，100事例を達成し，2013年11月には松戸市薬剤師会から冊子として発刊された．

改めて事例をみると，薬局のアドバイスによって，在宅医療につながった例も数多くあり，とかく受身体質といわれがちな薬剤師も，積極的に患者さんとかかわっていることが証明できた．

Ⓓ あんな人こんな人の状況に応じて

　現在，当局は訪問服薬指導の依頼があった場合でも，介護力のある家族には処方せんをもって薬局に薬を買いにきてもらっている．また介護者が引きこもりになっているような場合も，無理をしない程度に処方せんをもってきていただいている．薬を取りに来られないときには，サービスでお届けすることもあるが，人と接したくなさそうな介護者も，処方せんをもって薬局に来ているうちに，眉間のしわが取れて笑って話すようになっていることが多い．ベッドサイドでは返事もしてくれなかったのに，「こんなにおしゃべりだったのか」と思うこともある．あんな人，こんな人，みなが元気になってくれることがうれしい．もちろん，一人暮らしの患者さんや介護力がないご家族はその限りではない．現在在宅患者3人の訪問と施設の訪問もさせてもらっている．

　最後に，1つだけ残念に思っていることがある．20年近くかかわってきた患者さんについてで，最後まで見届けたかったのだが，輸液対応となり，当薬局にはクリーンベンチがないため，設備の整った薬局に移行していただかなければならなかったのだ．ご家族は，ほかの薬局に移るのに抵抗があり，とても不安がり泣かれていた．

　筆者らの手から離れて1年になるが，移行先の薬局も筆者らの意向に沿って対応してくださり，ひとまず安心しているところである．

〔水嶋　節子〕

8 きっかけを大切に

Ⓐ きっかけは気になるから

　なぜ筆者は患家へ行くのか，一人薬剤師なのに．
　なぜなら「気になる」からである．
　筆者が在宅医療に取り組むきっかけとなった1人の患者さんがいる．それは，家族が薬をとりにくるものの，あまり会話ができず，患者さんについての情報が全く得られないままに投薬しているというケースであった．
　ある日，在庫不足を理由に患家にうかがってみたところ，部屋は暗く，呼んでも返事がない．仕方なく，郵便受けに手紙と一緒に薬を入れておこうとしているときに玄関が開いた．部屋に上がらせてもらって服薬について確認したが，その状況は惨憺たるものだった．
　部屋の様子も清潔とは程遠く，じめっとした湿度を感じ，電気ももちろんついておらず，さらによくわからない臭いがしている．ゴミ屋敷一歩手前を想像していただくとわかりやすい．薬を軽く整理し，整理し切れないものは患者さんと相談してもって帰ることになった．
　帰り道に，ふと自分の学生時代の部屋を思い出した．誰も来ない夏休みの一人暮らしの部屋．患者さんの家と同じくらい散らかっていて，ゴミの始末にすら困り，日々の食事も適当で，薬については，いつのかぜ薬かわからないものが散乱していたものだ．「誰も来ないと，ああなっちゃうのかも」と感じながら帰った．
　その後，ケアマネジャーに相談したり，医師に訪問指示をいただいたりして患家を定期的に訪問するようになった．そうすると患者さんの変化に気づくようになる．またゴミ屋敷一歩手前だった患家も少しずつ片づき始めた．筆者は服薬カレンダーをセットしたり，講習会などで覚えた仕分け方法をいろいろと試した．
　これが，筆者が在宅医療に積極的にかかわるようになった最初の事例である．

Ⓑ 学校薬剤師的な視点で訪問

その当時，筆者は学校薬剤師も兼務していた．学校薬剤師は，教室の照度を測ったり，水質検査をしたり，害虫駆除の相談に乗ったりするわけだが，こういったスキルは，訪問活動にも大いに役立った．

ⓐ 照度問題のある患者さん

寝る前に睡眠導入薬と便秘薬を服用しているケースだったのだが，部屋が暗かったために，間違えて睡眠導入薬ばかりを服用して，便秘がなかなか解消しないという患者さんであった．わざわざ何ルクスあるかと測る必要はないが，暗い部屋に加えて患者さんには白内障があり，薬を見分けるのは難しいだろうと容易に想像できた．

この件は，ベッドサイドから明るいところへ薬を移動することで解決した．

簡単なことではあるが，患家に行って「暗い部屋での服薬」という状況を実際にみたから可能な対策であり，訪問しなければ気づくことはなかっただろう．

ⓑ 水質問題のある患者さん

毎日，「白湯で薬を飲んでいる」と外来でおっしゃっていた患者さんの自宅を訪問した際，お茶を出してもらったところ，異様な味に気づいた．ポットをさり気なく確認すると，なかには水垢がびっしりとついていた．ケアマネジャーに連絡をして，これからは家族やヘルパーにポットの衛生環境も確認してもらうように依頼した．

これも実際に患家に行かなければわからないことだった．

ⓒ 害虫問題のある患者さん

ある患者さんの自宅を訪問後に腕が痒くなったので，病院を受診したところダニがいたことがあった．そこで患者さんと相談し，ダニ用のOTC薬を持参して駆除した．

この事例もまた患家を訪問したからこそ明らかになったわけであり，さらに学校薬剤師としての知識が在宅医療に役立つことも証明できたで事例である．

このように筆者は訪問活動を続けており，多いときは7人ほどを筆者1人で，受けもつこともあるため，運営もなかなか難しく，時間どおりに進まないことが多々ある．また，患者さんと会話をしながらの薬のセットでは，配薬ミスが起こるのではないかという不安もあり，確認でもう1度訪問することもあった．

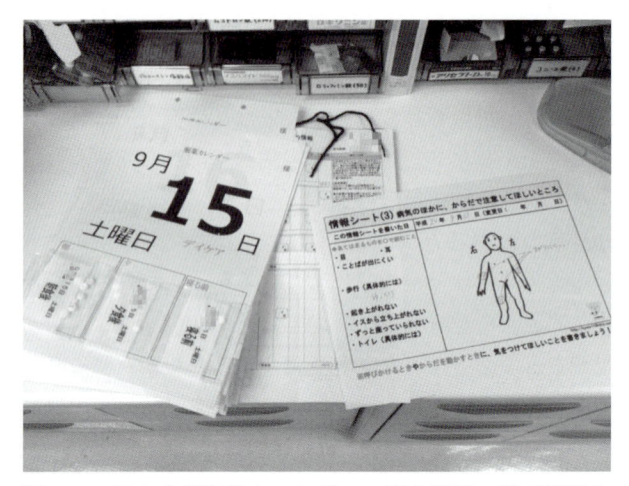

図Ⅱ-5. 日めくり服薬カレンダー，緊急情報，薬剤情報をひとまとめに

非常に無駄の多い運営をしていたわけである．

そこで訪問業務の効率化を目指して，日めくり服薬カレンダーをつくった．

ⓒ 日めくり服薬カレンダーの開発

日めくり服薬カレンダーは，患者名を設定し，開始日を指定，そして必要な日数分を出力するとA4用紙1枚に1日分が印刷されるというものだ(図Ⅱ-5)．

日めくり服薬カレンダーを印刷し，一包化した薬を貼りつけて患家にもっていく．そうすれば，所定の位置にさっとかけるだけで，その後は患者さんとの会話に没頭できる．このようなシステムを患者さんに提供していった．

訪問を続けながら思ったのは，独居老人や老々介護が多いことだった．筆者が活動する鹿児島県における子と同居している65歳以上の世帯は23％程度であり，全国平均が40数％であることと比べても，その数は少ない．行く先々の患者さんが独居や老々介護であったこともうなずける．

ⓐ 事例紹介

訪問している患者さんのうち，一軒だけ家族と同居している家庭があったのだが，途中で家族間でけんかがあり，別居となってしまった．それまでは家族のサポートがあったため，患者さんはウィークリーの服薬カレンダーでしっか

り服用管理できていたのだが，家族がいなくなると，途端に服用できなくなった．認知症症状が進んだこともあり，ウィークリーの服薬カレンダーでは，週の半ばあたりまでの薬を飲んで以降は服薬しないという状態になっていた．

対策を考えても，筆者が毎日訪問するわけにもいかないし，ヘルパーさんも毎日は来ない，家族には連絡がつかない……，という八方塞がりの状況であった．そんななかで配薬を試行錯誤した結果，日めくり服薬カレンダーに落ち着いたのである．患者さんは日付の感覚がずれてきていたが，デジタルのカレンダーとアナログの日めくりカレンダーを並べて，同じ数字になるように，日めくりカレンダーをめくってから服薬するように伝え，その日に服用してもしなくてもめくって日付を変えるような習慣を構築した．

日めくり服薬カレンダーを使うようになってから，ヘルパーさんなども，服薬できているかどうかの判断が一瞬でできて便利になった様子だった．また残薬確認も，飲んでいない日のカレンダーを回収するだけで済むのですぐに終わる．こうして，多少の飲み忘れはあるものの，患者さんは必要な薬をほとんど服用できるようになった．

日がすぎて，別居状態は変わらないものの，患者さんの家族が週に1〜2回は患家に来てくれるようになった．そのとき家族にいわれたのが，「服薬状況の確認がものすごく楽になった．以前はウィークリーの服薬カレンダーだったから，飲めていない薬が壁一面に広がっていて圧迫感があったし，親にそのことを指摘するのも嫌だった」という言葉だった．

これは衝撃だった．われわれはウィークリーの服薬カレンダーにその日に飲むべき薬をまとめておけば，家族は患者さんに「楽に」服用させられるだろうと思っていた．しかし実は，家族にとってウィークリーの服薬カレンダーが負担になっていたわけである．

ⓑ 日めくり服薬カレンダーのこれから

マサチューセッツ工科大学（MIT）にヒュー・ハー（Hugh Herr）という両足とも義足の教授がいる．前述の家族の言葉を聞いたとき，彼が「障がいのある人などいない．テクノロジーに障がいがあるのだ」といっていた（http://www.youtube.com/watch?v=8AoRmlAZVTs）のを思い出した．

われわれが提供したウィークリーの服薬カレンダーは，患者さんや家族のニーズに十分応えられていなかったのだ．かといって，日めくり服薬カレンダーが万能というわけではない．日めくり服薬カレンダーでは，薬を一包化してし

まうので，患者さんが何を飲んでいるのかがわからなくなってしまうという欠点がある．患者さんが何の薬かを知らないまま服薬する．これは人間の尊厳という観点から，いかがなものかと筆者は思っている．

　そこで，患者さんは説明してもすぐに忘れてしまうかもしれないが，それがどういった薬なのかということを繰り返し伝えるようにしている．いまはそれしか対応策がみつかっていない．

　それ以外にも，「できることからやろう」と，コメントを書き入れられるように日めくり服薬カレンダーを改良した．デイサービスの情報や往診情報，簡易な薬の説明を記入している．大きな改良ではなく，患者さんにあわせて少しずつ調整していく．そうすると，それまで薬に興味がなかった患者さんも，「これは何の薬？」と知的欲求を垣間みせることもある．

　このような地道な活動を続けていくことが，より多くの訪問活動につながるのではないかと考える．

　患家を訪問することに，特殊な技能は必要ない．求められているのは，訪問して考え，想像し，行動してくれる薬剤師の頭脳なのである．

〔原崎　大作〕

9 多職種のなかで活躍する薬剤師への期待

　これまで，終末期は病院で迎えるのが当たり前となっていたが，現在，病院死は78.4％，在宅死は12.4％である．徳島県の在宅死は，2008年度には8.0％であり，全国平均を下回っているが，国の医療費削減や在院日数減少の観点から，今後は在宅死を25％にまで引き上げるとの方針が掲げられている．過去のようにリハビリテーションを含め，ゆっくり病院で回復に向けてすごすということが，難しくなったわけである．

　早急かつ円滑な在宅療養対策が望まれるなか，徳島県で在宅患者訪問薬剤管理指導の届出を行っているのは，アンケート提出226薬局のうちの約28.3％，実際に取り組んでいる薬局は約16.8％という報告がある．医療用麻薬を含む在宅での服薬指導となれば，もっと少なくなると推測される[1]．

　この度，小規模薬局の負担軽減のため，サポート薬局の整備が行われた．在宅での服薬指導の経験がなくても，大規模薬局と連携・協力を行えば，難しく考えずに取り組める．医療連携体制のなかで，調剤を中心とした医薬品，医療・衛生材料などの提供の拠点として，在宅医療における医療提携施設としての役割を担う薬局が増えることを期待したい．

A 当薬局における取り組み

　当薬局は，1999年より医療用麻薬を含む在宅での服薬指導に積極的に取り組んできた．日中は8人の薬剤師が，門前薬局での調剤と並行して，担当制で在宅での服薬指導を行っている．平日の夜間は，月に3〜4回程度，交替で自宅待機し，医師の要請があれば，患者宅へ訪問し，服薬指導を行っている．

　次項では，来局時から筆者が薬剤師として関与し，居宅へ移行後に薬剤師からの処方提案により，患者のQOLが向上した症例を紹介する．

B 症例呈示

　患者は75歳の女性で，高血圧症およびアルツハイマー型認知症との診断を

受け，要介護1であった．2010年から患者の夫の在宅服薬指導を行っており，患者は薬局へ薬を取りに来ていた．夫が誤嚥性肺炎のため入院して以来，患者から不眠や食欲不振の訴えがあり，精神的ストレスからか表情も暗く，涙もろくなっていた．夫の入院が，「食事内容や介助に問題があったせいではないか」，「喀痰の吸引不良からではないか」など，すべて自己否定していた．薬局で服薬指導をしているなかで，うつ病を疑った．医師の前ではそのような表情をみせていないため，医師より薬の追加はなかった．筆者はパロキセチン（パキシル®）錠10mgを提案する情報提供書を医師へ提出した．1年ほどパキシル®錠10mgを服用し，副作用もなく寛解に至ったため，服薬は中止となった．

　夫の退院後，夫に対する在宅での服薬指導が始まると，患者にまた異変が起こるようになった．背後からの声かけに異常に驚くようになり，夫の一部負担金を払う際，毎回財布を約30分も探すようになっていた．当地（徳島）には不在の娘について，「隣人宅にいるが，その隣人が娘を返してくれない」と発言し始めた．またゴミ出し日も間違うようになり，近隣とのトラブルも絶えなくなっていた．加えてやかんの火をつけっぱなしにすることも増えた．さらに，いつも食器棚にしまっていた患者の薬の置き場所が不明となり，夜間に何度も筆者に電話が入り，患家に探しに行くことが続いた．夫のケアプランでは朝にヘルパーが入らないこともあったため，ノンコンプライアンスから，患者の朝の薬は1ヵ月分以上残っていた．一方で，2回服用することもあり，過度の血圧低下がみられた．夫のボグリボース（ベイスン®）錠0.3mgなどは服薬カレンダーへ保管していたが，日付がわからず誤って2回服用させ，残薬がなくなることも多くなってきた．また，夫に食事を食べさせ忘れたうえに，糖尿病薬を服用させたりすることも多くなり，低血糖の心配から，寝たきりで発語もできない夫の自宅療養は次第に難しくなっていた．

　筆者は，アルツハイマー型認知症を疑い，医師へ情報提供し，患者の訪問診療とMRI，改訂長谷川式簡易知能評価スケールや介護認定の依頼を行った．しかし患者は自尊心が高く，MRIや改訂長谷川式簡易知能評価スケールは施行できなかった．医師はしばらく訪問診療を続け，患者とコミュニケーションを図ることとした．その後，介護認定により要介護1となり，すぐにカンファレンスが開かれた．そこで，夫の在宅での服薬指導を2週間ごとから1週間ごとへと変更し，できるだけ3回／日のヘルパーのプランを組み，限度枠を超える火曜日の朝は，訪問看護師，火曜日の夕方は薬剤師の訪問，日曜日はケアマ

ネジャーやヘルパーのボランティアでフォローすることになった．医師から，治療薬をどうするかと質問があり，よく繁用されているドネペジル塩酸塩口腔内崩壊（アリセプト®D）錠 3mg を提案した．また，やかんの火に対しては，ガスから IH ヒーターへ変更し，ゴミ出しもヘルパーが関与することで，近隣のトラブルを解決しようと考えた．

医師は，すぐにアリセプト®D 錠 3mg を処方した．患者の自尊心が強いため，正しい効能を伝えず，本人には胃薬といい，他職種には正しく効能を周知した．副作用についても敏感なため，それほど触れずに服薬を開始した．しかし，服用時に食欲不振，悪心の訴えがあり，アリセプト®D 錠 5mg 増量前に服用を中断せざるを得なかった．その後，患者が内服に関してかなり強い不信感をもっていたため，医師と相談し，貼付薬であるリバスチグミン（リバスタッチ®パッチ）4.5mg の提案を行った．

今回は，少しでも長く夫と住み慣れた自宅ですごすためには不可欠な薬であることを患者に理解していただき，貼付を開始した．ヘルパーより効果がないため不要という意見があったが，アルツハイマー型認知症の進行を防止するために貼付は必要であると説明し，引き続き貼付するよう連携を進めた．

貼付部位を毎日変更するよう伝えていたが，しばらくして，かぶれの副作用が発現した．ヘルパーから，入浴前に着けていた下着が連日みつからないため，入浴していないのではないかと報告があった．本人に確認すると，風呂場が恐く毎日清拭のみであるという．入浴後，皮膚を清潔にすることが重要であることを患者と他職種へ連絡し，経過を観察したが，一向によくならなかった．その後，ヘパリン類似物質（ヒルドイド®ソフト）軟膏 0.3％とベタメタゾン吉草酸エステル（リンデロン®-V）軟膏 0.12％の混合を医師に提案し，リバスタッチ®パッチ 4.5mg を剥がした後，清潔にしてから塗布してもらうことにより，かぶれによる発赤は随分改善し，リバスタッチ®パッチ 4.5mg の効果も発揮できた．多職種連携により，夫婦 2 人は施設に入居することなく，住み慣れた自宅での療養が続けられている．

ⓒ 在宅医療における多職種連携

在宅医療での服薬指導は，医師やケアマネジャーから紹介してもらうスタイルもあるが，このように訪問先での服薬指導は外来の延長線上と考え，まずは

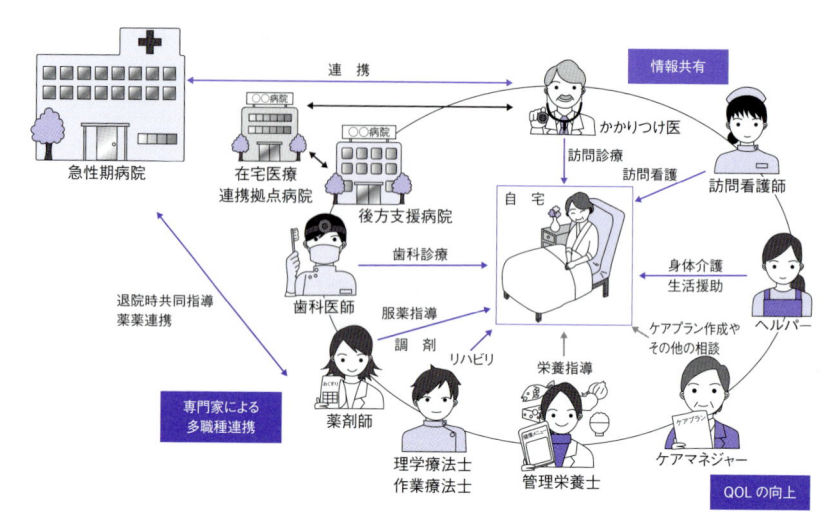

図Ⅱ-6. 在宅医療の連携イメージ

　薬局の窓口患者に目を向けて第一歩を踏み出してみよう．コミュニケーションがとれていると，思ったほど困難なことではない．普段の知識を用い，自分の背丈にあった服薬指導に取り組めばよい．

　訪問活動において顔のみえる多職種連携を行うことは，服薬指導を行ううえで必須である．筆者は訪問活動開始時，郵送ではなく直接訪問することで医師とケアマネジャーなどへ報告書を提出した．また電話やSMSやメールでこまめに報告すると，より円滑に連携がとれる．さらに多職種の勉強会に参加することも顔のみえる関係づくりには有用である．

　筆者は，在宅医療を図Ⅱ-6のように考えている．患者を中心に，薬剤師は医師，看護師，ヘルパー，ケアマネジャーなどと情報を共有しながら多職種連携を行い，患者のQOLの向上に努めなければならない．薬剤師として微力ではあるが，病態把握後の処方提案，副作用の早期発見，対応策提案などを通じて患者のQOLが向上した際は，この上ない喜びを感じる．

文　献
1) 社団法人徳島県薬剤師会　在宅医療推進検討プロジェクトチーム：徳島県における保険薬剤師の在宅医療・介護への取り組み．平成24年度．

〔伊勢　佐百合〕

10 多職種とのネットワークを活用しよう！

Ⓐ 多職種連携に向けた取り組み

　旭川市で多職種連携による在宅ケアにかかわっている薬局は現在でもごくわずかである．筆者の訪問開始当初である2008年頃は，他職種からみると，「薬剤師がどんな働きができるのか」，「どのように連携していけばよいのか」がわからなかったようである．「薬剤師は必要ないのでは……」といった患者家族の話が看護師経由で医師に報告されたこともあった．しかし，当初から薬剤師が貢献できることを，ほかの訪問や連携の多くですでに実感していたので，訪問をやめようという気持ちには全くならず，そのような出来事は，患者や家族，多職種からの信頼度を増す行動のための動機づけにもなった．

　信頼獲得には，管理記録簿兼報告書が重要な働きをした．医師やケアマネジャーだけではなく，訪問看護師など，その他の職種の連携先にも同様に提出してきた．写真を入れるなどによって，どのような仕事をしているのかイメージできるように工夫して，報告書も記載した．がん末期の患者が大半であったため，疼痛管理などでは残薬カウントから得られる情報が重要であり，残薬を勘案して次回の処方提案をすることで，残薬そのものだけではなく，医師の処方せん発行までの手間や時間が削減できた．また，報告書に対してのお礼や意見などのリアクションが返ってきた．その内容として印象に残っているのは，医師と薬剤師とのディスカッションで決まっていた処方の意図がわかるようになったという評価である．このことで，他職種の理解も得られるようになり，他職種がもつ薬に関連する情報は薬局に集まることが多くなった．

Ⓑ 症例呈示

　他職種とのネットワーク活用の機会も増加した．骨折がきっかけで開始された骨粗鬆症薬がきちんと注射できていなかった事例を紹介する．

　患者は当時100歳の女性で，認知症もあることから，自分で注射ができなかった．介護している娘がいつも注射していたが，手の振戦で自身の手に針を刺し

てしまうなどで困っていて，医師や訪問看護師から筆者への報告と相談があった．いわゆる，老老介護の問題である．結局，その現状を改善するようなよいアイデアには到達できず，原点に戻って，その注射以外では治療が成立しないのかを考えてみた．処方元は訪問医とは別の病院医師で，注射も院内で調剤されていた．たまたまその処方元に知人の医師が勤務していたので，その話をしたところ，その注射は必ずしも必須ではない可能性があった．その知人から情報が処方医に伝わると，そのような介護の現状があるとは知らなかったらしく，週1回服用の内服薬に変更になった．最終的には，そのフォローも筆者の連携先診療所の医師が行うことになったことから，さらに相談して娘が服用しているものと同じ月1回服用の製剤に変更した．

さらに，その娘が不眠を筆者に打ち明けたこともあった．理由を聞いてみると，ベッドの手すり近くにあるプラスチックの板の表面のザラザラした部分を患者が夜中に引っ掻いてガサガサと音を出すのだそうだ．筆者は「テープなどを貼って表面を覆い，平滑にしてしまえば音がでないのでは？」と助言して帰った．しかし，これを報告書でみた訪問看護師とケアマネジャーは，数日後に音が出る部分を布団で覆い，この問題を解決した．さらに後日，その手すり近くにあったプラスチックの板は，レンタルベッドの搬入業者によって取り外された．娘の不眠は解消されて，介護のストレスが減ったのはもちろん，コミュニケーションなど，患者本人に対するケアにも好影響があったようだ．在宅ケアでは，介護者に対するケアも重要なポイントになるので，よい連携の成果だったといえる．

この患者は，骨折した当初は寝たきりになるのが心配されていたが，今では自立歩行でトイレに行くことが可能である．このようにつながりと情報共有があると，問題点がいくつかのプロセスを経て解決されていくことを数多く経験している．

ⓒ 顔のみえる連携づくり

事例からわかるように，改善に至る知識や技術は，専門性を必ずしも必要とせず，多職種間のネットワークやコミュニケーションに由来するものがほとんどである．

連携は現場からしか生まれないのだろうか？　最近では，担当外の患者の薬

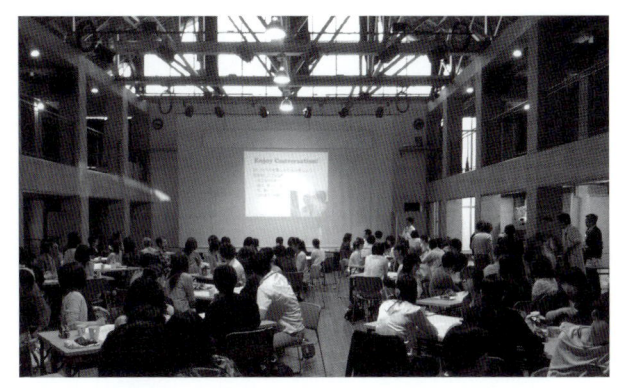

図Ⅱ-7. 医療者・介護者・福祉者のためのケア☆カフェあさひかわ

に関する質問や講演依頼なども他職種からくるようになった．これは，地元で開催されるいくつかの多職種連携の会に参加して得たつながりによるものが多い．直接患者にかかわっていなくても，顔のみえる連携をつくっておくことで，地域ケアの質向上に役立つことができる．

　現在筆者は，このような連携がたくさん生まれることを願って，地元旭川発のケア・カフェ（図Ⅱ-7）という，顔のみえる連携と，日頃の困りごとの相談場所をつくる取り組みの実行委員として活動している．ワールド・カフェ形式で出会った人々の情報とつながりが，良質のソーシャル・キャピタル（社会関係資本）を創造していくと考えている．たとえば，われわれは情報取得や絆の創造のためにFacebookなどのソーシャルネットワークを活用しているが，これらのネットワークもある種のソーシャル・キャピタルで，われわれの生活のなかで大きな働きをしている資源といえる．実際のケアは必然的に顔のみえるネットワークも必要になるため，上述した事例のように，地域の専門家が協働することによる成果はとても大きい．ケア・カフェはそのよさが認められて，全国各地からの参加もあり，筆者自身開催支援のために全国各地に派遣されている．とくに注目したいのは，支援依頼や問い合わせをしてくる職種のなかで薬剤師が一番多いことである．薬剤師はケアチームのなかでは敷居がそれほど高くなく，知識の面からもネットワークづくりのコーディネーターとしては適任である．

第Ⅱ章　先人からのメッセージ

Ⓓ 多職種連携のベネフィット

　多職種連携は，待ち受ける超高齢化における多死社会に対応するための喫緊の課題とされていて，全国各地で顔のみえる連携を目指した集まりが開催されている．連携がよいということはわかるが，本当に多職種連携は必要なのだろうか？ その答えになる1つが，OPTIM (Outreach Palliative care Trial of Integrated Regional Model) プロジェクトの研究結果[1]だと考えている．OPTIMプロジェクトでは地域の緩和ケアにかかわる人材や冊子，DVD，研修会企画などの介入を試みた．その結果，地域での患家の看取り数や緩和ケアの質向上が確認され，その鍵は多職種間のコミュニケーションだと結論づけている．

　また，別の研究[2]でも多職種がうまく連携している職場ほど，そのパフォーマンスがよいということが示されていて，この結果は医療に限ったものではない．人手不足を支えあうための多職種連携も考えられるが，高度成長のなかで細分化して究められた技術は，連携することでこそ目的に向かった最大のパフォーマンスを発揮するといえるだろう．

　環境要因から訪問活動が進まないことを嘆く薬剤師も少なくないが，実際の訪問がなくても，地域ケアや連携の準備，勉強は可能である．顔のみえる多職種連携を目指した集まりで，他職種からの情報を得ることで，患家で行われているケアの現状や問題の本質がみえてくる．この情報は薬局内の服薬指導にとっても重要である．超高齢化社会において薬剤師の訪問活動のニーズがさらに高まると推測されるが，薬局にいながらの情報提供や指示，教育で可能な在宅ケアもある．また訪問が可能だとしても，その件数には限りがあるため，薬局内のように多くの症例を経験することはできない．連携とコミュニケーションがケアの質を高めるのであるから，地域ケア向上のために，薬局の外のソーシャル・キャピタル活用，さらにはその創造をお勧めしたい．

文　献

1) Morita T, Miyashita M, Yamagishi A, et al：Effects of a programme of interventions on regional comprehensive palliative care for patients with cancer：a mixed-methods study. Lancet Oncol, 14（7）：638-646, 2013.
2) Gittell JH：High performance healthcare：Using the power of Relation to Achieve quality, efficiency and resilience, McGraw-Hill companies, New York, 2009.

〔堀籠　淳之〕

11 信頼関係を築くために

Ⓐ N氏との出会い

　N氏（75歳，男性，生活保護受給）は，前立腺癌，糖尿病，脳梗塞後遺症，狭心症を患い，入退院を繰り返していた．自転車で転倒し，大腿骨骨折後，ADLが低下し，要介護2に認定され訪問薬剤管理指導を受けることになった．
　N氏は，ある程度は身の回りのことができたが，歩行は困難であった．自宅は片づけられていない物品で埋め尽くされ，わずかな隙間をぬって伝い歩きでトイレに行っていた．軽度の認知症もあり，薬を規則正しく服用したり正確に薬を数えることも困難だった．
　N氏は，離婚して一人暮らしのうえに，近くに住む娘や近所の人との付き合いもなく孤立した生活を送っていた．また，ヘルパーや理学療法士の対応に不満をもち，次々と介護サービスを打ち切り担当者変更を要求したため，介護サービスも不十分な状態だった．医師，薬剤師，看護師などの医療従事者に対しても，気に入らないことがあれば，すぐに怒鳴ったり恫喝したりしていた．
　訪問指導開始時は，ほかの薬局が担当したが，「薬が足りない」，「（薬剤師が）違う薬をもってくる」，「（服薬カレンダーへの）こんな薬の入れ方では（自分の手で）取ることができない」などと，電話で毎日のようにN氏からの苦情があったという．N氏には複数の薬剤師がかかわったが不満は絶えず，服薬指導の目的は成し得ていなかった．このため，薬剤師たちはサービス提供を断念しかけていた．そこで担当医から相談を受け，筆者が訪問薬剤師としてかかわることになった．

Ⓑ 信頼関係構築のための工夫

　担当を交代した当初，筆者もN氏に一方的に怒られるばかりだった．N氏からはたびたび薬局に電話がかかり（筆者がいつも受話器をとるとは限らないので），最初に出た者にたて続けに文句をいう状態だった．このままでは同じことの繰り返しだと思い，N氏が電話を切った後に折り返し電話し，「もういい

と怒られても，何に対して怒っているのかを懇切丁寧に聞くようにしてみた．その内容はおおむね「薬が足りない」，「頓服薬が出ていない」などの訴えだった．薬を渡すときに本人と薬物の数の確認もしていたので，調剤ミスはないはずだが，Nさんは「すべて薬局が間違っている」と認識した．筆者は，飲み間違いか，薬をどこかにしまい忘れたものと考えたが，その都度，担当医に連絡を取り，不足分を処方してもらうようにしていた．

その後，担当医が，「(薬剤師とN氏の) 2人で薬の確認をするよりも，もう1人入れば薬局の間違いではないことがわかり，N氏も納得するだろう」と提案し，医師の訪問と同時に訪問薬剤管理指導を行う手法をとることにした．

次に，飲み間違いをなくす方法を考えた．「服薬カレンダーの利用」や，「小さな箱を薬箱にし，枕元に置く」などをN氏に提案したが，どれも気に入ってもらえなかった．対話を繰り返し，朝食後の薬は＜アサ＞と大きく書かれた薬袋に「〇～〇日の分」と記入し，昼夕の薬も同じようにして，頓服薬は薬袋に大きな字で「痛み止め」，「不眠時」と書き，手がすぐ入るように薬袋の後ろをはさみでくり抜いて渡すという方法で最終的に合意した．

訪問を繰り返すうちに，N氏の好きなビデオの話をしたり，日常の会話をすることで，少しずつ心を開いてくれるようになっていった．ときどきは「薬が足りない」という電話もあったが，これまでのように怒鳴ることはなく，こちらのいい分も聞いて，自分の間違いを認めるようになり，やっと信頼関係が築けたように思われた．N氏は明るく人懐こい笑顔をみせ，筆者と担当医が訪問するのをまっていてくれるようになった．過去の経験の話をしたり，子どもさんの写真をみせてくれたりもした．

このようにして，筆者は薬剤師としての業務をスムーズに行えるようになり，N氏は医療と介護のサービス提供を適切に受けることができ，孤独感もなくなってきたと考えた．しかしその矢先，敗血症で容態が急変し，病院に救急搬送され，帰らぬ人となった．

N氏とのかかわりを通して，「信頼関係」の大切さを改めて知ることができた．N氏のみせる態度や恫喝に惑わされることなく，隠されていた孤独や寂しさを理解したことで，必要なサービスを受けてもらうことができるようになったと思う．また，医療従事者に対する信頼感も得られたと考えている．

〔日比　知栄子〕

Ⅲ 地域での試み

1 認定NPO法人長崎在宅Dr.ネットと長崎薬剤師在宅医療研究会の連携

　1994年の調剤報酬改定で在宅患者訪問薬剤管理指導料が設定され，また高齢者人口の増加を見越した介護保険制度においても，薬局薬剤師の在宅医療への関与に対して指導料を算定できるようになった．しかし介護保険制度が開始される以前から，薬局薬剤師による在宅医療への取り組みは暗中模索の状態だった．とくに医薬分業の急速な進展は，保険調剤において新たな薬剤師の需要を生み，地方では薬剤師の確保が最重要課題となっているなかで，薬剤師が在宅医療へ取り組むことは，優先順位が低い状況と考える見方が多かった．

　開業医も，それまでの往診の延長としての在宅医療ではなく，入院期間の短縮などの医療のあり方の変化に伴い，従来なら入院していたはずの患者をただちに受け入れる体制にはなかった．とくに，24時間対応といった開業医自身の負担増大を考えると，すぐに取り組んだ医師は少なかったようである．

　そこで長崎市の在宅医療における活動として，医師と薬剤師の有志による認定NPO法人長崎在宅Dr.ネット（Dr.ネット）[1]とそれに呼応した長崎薬剤師在宅医療研究会（P-ネット）[2]について紹介する．

Ⓐ 認定NPO法人長崎在宅Dr.ネット（Dr.ネット）

　長崎市では，有志の医師たちが在宅患者への24時間対応を継続的に実施していくため，主治医・副主治医体制を取る仕組みを標榜した「長崎在宅Dr.ネット」が2003年3月に誕生した（2010年より認定NPO法人となる）．これは，高齢者の急激な増加と入院期間の短縮，在宅による看取りの増加などの課題を解決する際に，地域医療が疲弊しないように開業医がしっかり対応できる仕組みとしてつくられたものといえる．つまり1人の開業医がすべて受けもつのではなく，複数の医師が連携することで24時間対応を可能にするとともに，患者が安心して受けられる医療の提供体制を構築することを目的としている．また，同時に地域医療機関による医療連携を視野に入れた活動でもある．

　このDr.ネットでは，患者の居住地域にあわせて，主治医を決め，さらに，副主治医がバックアップとして控え，訪問診療の分担や万が一の際の緊急対応

を行う．在宅患者受け入れに関しては，Dr. ネットの事務局へ在宅担当医の要請があると，メーリングリストへ個人情報を伏せて配信し，主治医，副主治医を手挙げ制で決定して始動するというスタイルをとっている．

Ⓑ 長崎薬剤師在宅医療研究会（P- ネット）

P- ネットが2007年7月に発足したきっかけは，「薬剤師が在宅医療に関与してくれない」という医師の嘆きを漏れ聞き，奮起したことによる．

つまり，当時は薬剤師も在宅医療へ貢献したいという意識が一部にあるものの，それが医師へ伝わっていないというミスマッチをどのように払拭するかがテーマであった．また，在宅医療へ参画するためには，現場で必要な知識・技能を研修していく必要があるとの考えもあった．そこでP- ネットも，患者受け入れに関しては，メーリングリストを使用するDr. ネットと同様のシステム構築を行った．医師などからの依頼が事務局にあった場合，メーリングリスト上で希望薬局と，それをサポートする薬局を募集するという手法である．

また，メンバーとなる薬剤師の条件として，従事する薬局に麻薬小売業免許があること，また開局時間以外でも連絡がとれること，薬局間の連携を図るために最も近隣のP- ネット会員の承諾を得ることを求めた．

Ⓒ P- ネットの展開とDr. ネットとの関係

P- ネットが発足して，まず実施したのは研修会だった．医師と訪問看護師だけで在宅医療がほとんどまかなわれていた当時は，薬剤師が現場で活かせる知識を学ぶことはいうまでもないが，在宅医療のなかで薬剤師の役割を周知する必要があった．

研修会は，これまで年に10回のペースで開催している．2007年7月の第1回は，Dr. ネット代表の藤井　卓先生による講演からスタートした．そのなかで「これまで薬剤師がいないところで在宅医療を実施してきた」という発言があり，今後在宅医療への参画を目指す薬剤師を奮起させる，非常に刺激的な内容であった．その後，発足した年の年末に初めての依頼があり，P- ネットの活動が実質的にスタートした．

P- ネットとDr. ネットは組織的な連携をとる契約はなく，在宅訪問の依頼に

表Ⅲ-1. P-ネット会員の症例（年計）

	会員	薬局	①	②	③	合計
2007年（7〜12月）	27	24	3	0	65	68
2008年	28	24	14	37	82	133
2009年	32	27	13	31	138	182
2010年	35	28	7	33	261	301
2011年	39	32	9	30	394	433
2012年	39	32	17	17	500	534
2013年（1〜6月）	41	33	10	10	479	499

①：P-ネット事務局に依頼がきた症例.
②：会員薬局同士が連携を取り担当した症例.
③：会員薬局が単独で担当した症例.

対して，P-ネット会員各自が努力のうえに実績を積み重ねながら，少しずつ信頼を得ていったように思う．医師にP-ネットの研修会における講演や症例検討会に参加してもらうだけでなく，Dr.ネットの講演会などでP-ネットという薬剤師の連携ネットワークの存在をアピールできたことは大きかった．

2013年6月現在で，P-ネットの会員は，開局薬剤師33人（うち開設者27人），病院薬剤師7人，ケアマネジャー1人で，薬局数は33薬局である．**表Ⅲ-1**にP-ネット会員の在宅患者の応需実績を示したが，事務局を通じた依頼は大きく増えてはいないものの，各会員がDr.ネットなどから応需し，実績を積んでいくことがわれわれへの信頼につながり，全体として症例の増加につながっていると考えている．これも，大きな存在感を示している長崎在宅Dr.ネットの医師たちとの連携を重要視した結果であると分析している．

P-ネットは，訪問の依頼があった際には断らないことをモットーに運営してきた．今後も，Dr.ネットを中心とした地域の医療職種と連携するなかで薬剤師の役割を発揮し，長崎の在宅医療へ貢献していきたい．

文　献

1) 認定NPO法人長崎在宅Dr.ネット
   http://doctor-net.or.jp/
2) 長崎薬剤師在宅医療研究会（編著）：訪問薬剤管理指導 はじめの一歩と次への一歩，日経BP社，東京，2012.

〔中野　正治〕

2 千葉県薬剤師会の取り組み

　千葉県は昭和40年代の高度経済成長期に，140万人の人口急増を経験した．これらの大半は地方から首都圏へ労働力として流入した人たちであり，世代としては団塊の世代に当たる．そのため，千葉県の人口構造は，同世代が抜きん出ている．これから団塊の世代が高齢期を迎えることにより，千葉県の高齢化の進展は全国でも突出したものになる．

　この状況に対して，千葉県の医療資源は人口当たりの医師をはじめとする医療人材，病院数，病床数ともに全国下位に甘んじている．同様に，人口当たりの在宅医療資源も全国のなかで相対的に少ない．現状では急速な高齢化に伴って増大する医療需要への対応は困難であることが予想される．千葉県では今後，医療を必要とする高齢者の大幅な増加が見込まれるなか，病院から地域へシームレスな医療を受けられるよう，在宅医療のさらなる充実が必要とされ，地域医療再生計画として取り入れた．

　千葉県薬剤師会は，本計画の一環として，独自に「在宅医療薬剤師養成事業」を受けもち，薬局・薬剤師の在宅医療に対する知識，取り組み意欲を高めるための参加型研修を開催した．研修は，「在宅医療薬剤師養成研修Ⅰ（講習など）」，「養成研修Ⅱ（実習）」とした．

Ⓐ 研修Ⅰ（講習など）

　養成研修Ⅰは県内3ヵ所の薬科大学より協力を得て，1開催2日間の研修会を2年間で6回開催した．カリキュラムは以下のとおりである．

ⓐ 在宅医療薬剤師総論
　在宅医療の基礎知識と，薬剤師のかかわりについて学び，在宅医療が薬剤師にとって特殊な業務ではなく，必然的に実施しなくてはならない業務であることを知る．多職種と連携をもつことで質の高い在宅医療・介護につながることを理解する．

ⓑ 訪問のために必要な知識
　在宅医療を円滑に行うために必要な情報と，その収集方法，患者の心身の特

性を踏まえた薬学的管理指導計画の重要性と立案方法を学ぶ．実例を通して患者との信頼関係を保ち，正しい知識をもって多職種との連携を密にすることによって訪問が容易となり，効果が高まることを知る．

ⓒ 在宅患者服薬のための支援
在宅患者に対する服薬支援の方法と意義，とくに残薬の管理を通して患者の薬剤に対する問題点を見出し，解決していく手法を身につける．患者に接するに当たり，普段から食事・排泄・睡眠・運動・認知機能のチェックを行い，薬学的な知識に基づき評価することで，患者の生活の質を維持できることを学ぶ．

ⓓ 在宅訪問研修
在宅患者に対し「薬学的管理指導計画」を作成し，担当薬剤師に同行訪問し，「報告書」を作成する．在宅訪問の一連の流れを実際に体験し患者へのかかわり方の知識，態度を身につける．

ⓔ 多職種連携
在宅医療は，患者の意思を尊重しながら日常生活のなかで行う医療であり，医療と日常生活を支える福祉・介護サービスが同時に提供される．多職種がかかわるチーム医療連携を行ううえで，情報・目標の共有，方法の標準化，評価改善，コーディネーターの存在が重要であることを学び，薬剤師としてのかかわり方を考える．

ⓕ 緩和ケア・認知症・看取り
在宅医療において薬剤師がとくに苦手とする3分野について，実例を交え，薬剤師がかかわる意義，薬物治療支援方法，心構えについて学ぶ．チーム医療における薬剤師の位置づけ，患者生活への効果を改めてみつめ直す．疼痛緩和患者，認知症患者に対する服薬指導のロールプレイを行い，認識を深める．

本研修は各回，定員を上回る参加希望があり，受講生の知識・技能・態度のスキルアップを図ることができた．スモールグループディスカッションでは活発な議論が行われた．新しい知識を得た受講生は，在宅医療分野での薬剤師活動を支える人材となり，地域での在宅医療の進展に貢献できると確信している．

Ⓑ 研修Ⅱ（実習）

養成研修Ⅱでは，基礎課程として医療連携研修，無菌製剤処理研修，在宅訪

問研修の3講座を，専門課程としてフィジカルアセスメント研修，褥瘡薬物治療研修の2講座を開催した．

ⓐ 医療連携研修
　円滑な多職種連携を実践するために，模擬退院時カンファレンスを体験し，症例について薬学的管理指導を作成する．模擬退院時カンファレンスには，医師，看護師，医療ソーシャルワーカー，ケアマネジャーなど，現場で実際に勤務されている方を招聘した．多職種連携を図る重要性と情報収集方法を学ぶほか，他職種とのあいだの垣根を低くすることができたと思う．また，他職種から，参加することで薬剤師に対する見方が変わり，薬剤師の訪問活動に期待する声もあがった．

ⓑ 無菌製剤処理研修
　在宅患者の高カロリー輸液などを調整するために必要な知識・技能を大学の施設を利用し，実際の薬物，器具，装置を用いて習得する．

ⓒ フィジカルアセスメント研修
　副作用の早期発見，効果の確認を行うためのフィジカルアセスメントの技能を習得し，薬剤師の立場から患者の状態を評価できる知識，態度を身につける．実際に心音，呼吸音の確認など，6日間の実習を行った．

ⓓ 褥瘡薬物療法研修
　外用薬基剤の基礎から，褥瘡治療における薬剤，医療材料選択の考え方，適正な使用方法をはじめ，皮膚の固定方法を含めた褥瘡の処置に関する専門知識を身につける．実習を含め3日間の研修を行った．

　すべての研修の修了者には修了証とバッヂを授与し，千葉県の在宅医療薬剤師としての今後の活動を支援していく．参加者からは，在宅医療に対して抱いていた不安が拭われ，今後取り組む意欲が高まったという声があがった．

〔眞鍋　知史〕

3 震災後の在宅医療
―東日本大震災支援が嚆矢となった在宅医療―

A 東日本大震災の被害

　東日本大震災ではわが国の約2万人が犠牲となられた．医療・介護の分野においても，人・施設ともに甚大な被害が生じ，約21万人の石巻医療圏（宮城県石巻市・東松島市・女川町）においても，5,000人以上の方が犠牲となった．

　筆者の薬局も津波と火災で全壊焼失し，災害支援の拠点を失った．石巻薬剤師会会員も，97薬局中38薬局が全壊，31薬局が半壊し，震災直後は浸水を免れた地域の約10薬局のみが機能していた．また，犠牲者となった薬剤師も11人にのぼった．大規模な自然災害はライフラインを壊滅させ，被災地外への通信が不通になるだけでなく，被災地内での連絡も不可能となる．

　こうした大規模自然災害に対しては，あらかじめ事業継続計画（Business continuity planning：BCP）をもつことが必要である．そして震災直後はBCPに従って行動する．BCP作成時のコンセプトが明確であれば，その後の多様な変化に柔軟に対応できる．石巻薬剤師会はBCPをもたないままに災害に遭遇したため，状況が変化する度に苦悩する形となった．

　もう1つ重要な点は，BCPに自分たちの行動計画のみならず，支援に来られる方々のコーディネートまで盛り込み，災害時にそれを実施することである．支援に来られたボランティアと現場のニーズのマッチングが難しいことは，さまざまなところで話題になっているが，石巻薬剤師会ではBCPがないながらも，全国各地からの支援に来られた方々をコーディネートし，この点に関しては，なんとか窮地を乗り切ることができた．しかし，BCPがあれば，より効率的な動きができたと考えている．

B 被災者の状況・避難所への支援

　石巻医療圏では，約300ヵ所の避難所に，5万人とも10万人ともいわれる人々が収容された．避難所の状況は刻々と変化し，巡回する救護班，薬剤師班から医療的な情報は入るが，被災者の生活状況は被災前から担当していたケアマネ

ジャーが調べていた．その情報から，入院するほどではないが避難所の生活が困難な方を福祉的避難所「遊樂館」に収容し，その後，遠隔地の福祉施設に移動させた．

当時，支援に入った医師，とくにプライマリ・ケアの医師が口を揃えていったのは，「避難所から仮設住宅への移行したときに在宅医療が重要になる」という言葉であった．

C 仮設住宅団地の状況

震災最大の被災地であった石巻市には，137の仮設住宅団地に約7,000世帯，1万5,000人以上が生活し，さらに「みなし仮設」といわれる民間賃貸住宅や，被災した家屋を修復して暮らす方々がほぼ同数いらっしゃった．避難所には最初，地域の大部分の人が避難されていた．そのうちに，経済力のある人やマネジメント力のある人は，自力で自宅を再建したり，自分で職場や住居を探し，どんどんと避難所から出て，自分の家庭を構築された．しかし，経済力が弱い人や障害を有する人，障害というほどでなくとも，生活能力に支障をもつ人や，すぐには就労が困難な人々は，その後も避難所に残り，仮設住宅へと移行することになった．つまり，仮設住宅には多くの社会的弱者が居住することになった．この事実を認識することが，仮設住宅の支援において非常に重要であり，仮設住宅入居者の自殺企図やうつなどに対しても，この認識をもって対応することが重要である．

また仮設住宅の住環境（住み心地）については，遮音性，断熱性，結露などが入居後に問題となった．さらに震災前の地域や避難所での関係性が絶たれ，孤立する危険性が高く，自治体や支援団体が自治会の結成に力を入れている．加えて高齢者世帯では介護力の脆弱化が深刻で，仮設住宅が終の棲家となるケースも生じている．

D 在宅医療の現状

震災後の石巻市は，30年後の日本といわれている．震災前には2世代，3世代で同居生活していた家族も，震災で家や仕事を失い，仮設住宅などで別々に暮らすこととなり，通院困難者も増加した．

また，医療機関や介護福祉施設，そしてその従事者も減少したため，入院，入所ができない人が増え，メンタル面の問題（生きる意欲，生きる目的を失う）も顕著となった．
　災害支援の医師の予言どおり，在宅医療の必要性は現実のものとなっている．筆者は発災以前からがんの終末期の患者を中心に在宅訪問を行っていた．その経験を活かし，現在は地元の医療機関や，震災後に石巻で開院した祐ホームクリニックの患者を中心に訪問薬剤管理指導を行っている．
　脆弱な介護力を支えるために，医療と介護の多職種連携は欠かせない．薬剤師が訪問しても，服薬コンプライアスの確認や副作用発現のモニタリングはできないため，ケマネジャーを通じ訪問看護師やヘルパーとの緊密な関係が不可欠となっている．
　現在石巻医療圏ではICT，クラウドシステムやモバイル端末を活用した多職種連携の実証実験が行われている．

E この震災から学んだこと

① 大規模自然災害の支援は，災害拠点病院など単独の機関のみでは解決できない．各種専門性の高いチームの連携がなければ成立しない．
② 在宅医療も医療機関単独では成り立たない．医療・介護・福祉のチームワークが欠かせない．
③ チーム形成は日頃の連携関係がないと成立しない．
④ 薬局・薬剤師の訪問薬剤管理指導は，外来調剤の延長であり，やる気があればすべての薬剤師が行うことができる普通の業務である．

〔丹野　佳郎〕

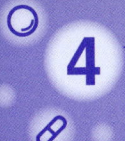

4 山の集落における地域医療への取り組み

「山の集落」と聞いて，みなさんはどのようなイメージをもつだろうか．
"境内の倒れた石灯篭"，あるいは"誰も採らない色づいた甘柿"といった構図だろうか．

地域医療における「へき地」とは，交通，自然，経済，社会などの条件に恵まれない山間地，離島をはじめとする地域のうち，医療の確保が困難である場所を指す．

徳島県美馬市木屋平（旧木屋平村）は，県西部の山間へき地に位置し，人口769人，419世帯（2013年9月現在）のうち，高齢独居は約120世帯，高齢化率は50％を超える，典型的な過疎高齢化が進む「山の集落」（図Ⅲ-1）である．地域面積の95％は山林や原野で，入院や入所できる施設はなく，唯一の医療機関が美馬市国民健康保険木屋平診療所（以下，木屋平診療所）であり，地域住民の医療を一手に担っていた．

われわれは，2010年4月に木屋平診療所の近くに，「こやだいら薬局」を開設した．診療所から発行される処方せんの調剤，一般用医薬品や日用雑貨の販売を行いながら，3年あまりの間，へき地医療への取り組みを行ってきた．薬剤師がチーム医療の一員として，へき地医療の一役を担うためには，専門知識を習得することと同様に，いくつかの心得や理念を理解して実践することが必要と思われる．

まず，へき地医療は医療資源が乏しいという特徴があり，医療・福祉関係者などとの協調性が欠かせない．こやだいら薬局では，医師，看護師，薬剤師，保健師，介護支援専門員や事務職などが集まって，ケアカンファレンスを行い，多職種の連携を深めながら効果的な療養指導に結びつけている．

次に，へき地医療は，生活習慣，経済状態，家族関係や社会性などの多様な環境を把握し，包括的に行うことが求められる．筆者らは，地域住民を対象として15ヵ所の集会所で健康教室を開催したり，地域コミュニティの存続を図るための道づくりや草刈りの共同作業，秋祭りなどの祭礼，産業祭や市民運動会といった地域の社会活動に積極的に参加している．

また，一人暮らしの方や高齢者が多く，交通アクセスの不良という地域特性

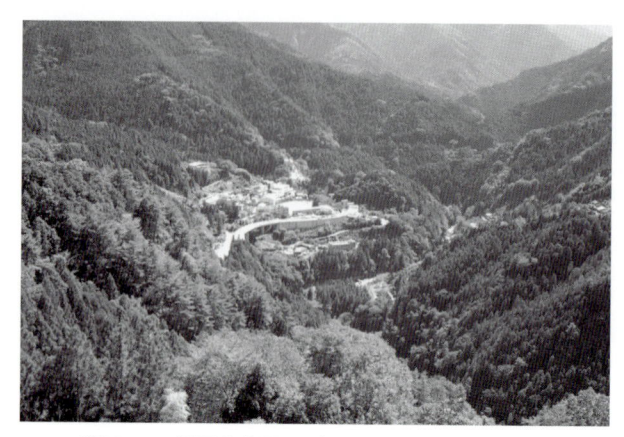

図Ⅲ-1. 美馬市木屋平（旧木屋平村）の中心街

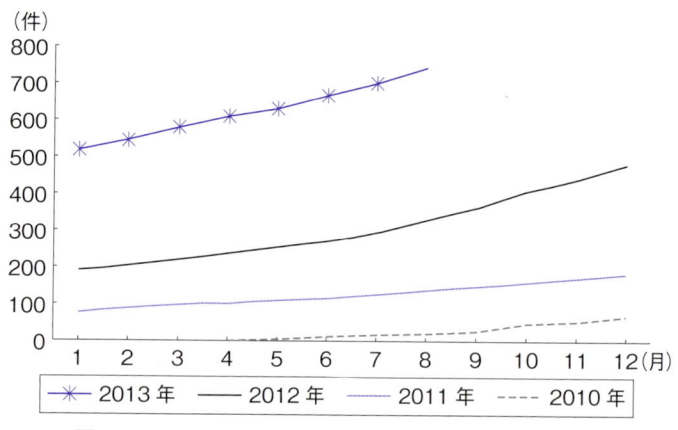

図Ⅲ-2. こやだいら薬局における患家の訪問累計回数

も加わり，患者の軽度なADLの低下は通院困難に直結する現状がある．患者に寄り添う医療を提供するためにも，薬剤師の在宅医療への関与（図Ⅲ-2）はなくてはならない．

　在宅医療では，患者の生活状態や新たな背景因子を知ることができ，療養指導の質を高める有力な手法である．今，地域社会は薬剤師の在宅医療に期待し，住み慣れた家で最期を迎えたいと願う患者もいる．そうした願いに，都市部とへき地は関係ない．

〔瀬川　正昭〕

Ⅳ 在宅関連調剤報酬およひ介護報酬

1 在宅患者訪問薬剤管理指導と居宅療養管理指導の違い

　薬剤師が行う在宅医療の保険的な名称には，①在宅患者訪問薬剤管理指導と②居宅療養管理指導がある（**表Ⅳ-1**）．基本的には薬剤師が行う実務は変わらないが，要介護認定（要介護1～5）または要支援認定（要支援1～2）を受けている場合は，介護保険で行う居宅療養管理指導となり，それ以外は医療保険で行う在宅患者訪問薬剤管理指導となる（**図Ⅳ-1**）．

　ここでもう1つ注意しておきたいのが，介護保険は申請日にさかのぼって認定が有効になる（認定の遡及効：介護保険法第27条第8項）ということである．要介護認定の効力は，その申請のあった日にさかのぼって生じ，認定申請時点から介護保険サービスの利用がなされていた場合についても，介護保険給付の対象になり得る．この場合，ケアマネジャーは暫定的なケアプラン（暫定居宅サービス計画など）を作成することになる．つまり，薬剤師が実際に在宅訪問を行った日にすでに介護保険の認定申請が行われていたら，"介護保険認定前であっても介護保険の扱いになることがある"ということである．その場合は，

表Ⅳ-1．在宅患者訪問薬剤管理指導と居宅療養管理指導の比較

区　　分	在宅患者訪問薬剤管理指導料 医療保険	居宅療養管理指導費 介護保険
薬局の薬剤師	1) 同一建物居住者以外の場合　650点 2) 同一建物居住者の場合　300点 ※1と2を合わせて保険薬剤師1人につき1日に5回に限り算定する	1) 同一建物居住者以外の場合　503単位 2) 同一建物居住者の場合　352単位
病院または診療所の薬剤師	2014年の診療報酬改定より，調剤報酬と同一になった	1) 同一建物居住者以外の場合　553単位 2) 同一建物居住者の場合　387単位
麻薬加算	100点	100単位
基本項目	※算定する日の間隔は6日以上あけること ※がん末期および，中心静脈栄養法の対象患者：1週に2回かつ1月に8回を限度	

（日本薬剤師会：在宅服薬支援マニュアル DVD より改変）

```
┌─────────────────────────────────────────────┐
│         要介護認定されているかチェック        │
│ 介護保険被保険者証をみせてもらい，そのなかに要支援1～2または要介│
│ 護1～5のいずれかが書かれていたら，介護認定を受け介護度がついてい│
│ ることになるので，介護保険請求．空欄なら医療保険請求．         │
└─────────────────────────────────────────────┘
     │                                    │
要介護度の記載あり                    要介護度の記載なし
     ↓                                    ↓
┌──────────┐                      ┌──────────────┐
│ 介護保険請求 │                      │   医療保険請求    │
└──────────┘                      │「在宅患者訪問薬剤管理指導料」│
  │        │                      └──────────────┘
要支援1～2  要介護1～5
  ↓        ↓
┌──────────┐  ┌──────────┐
│  予防給付  │  │  介護給付  │
│「介護予防居 │  │「居宅療養管 │
│ 宅療養管理 │  │ 理指導費」 │
│  指導費」  │  │          │
└──────────┘  └──────────┘
```

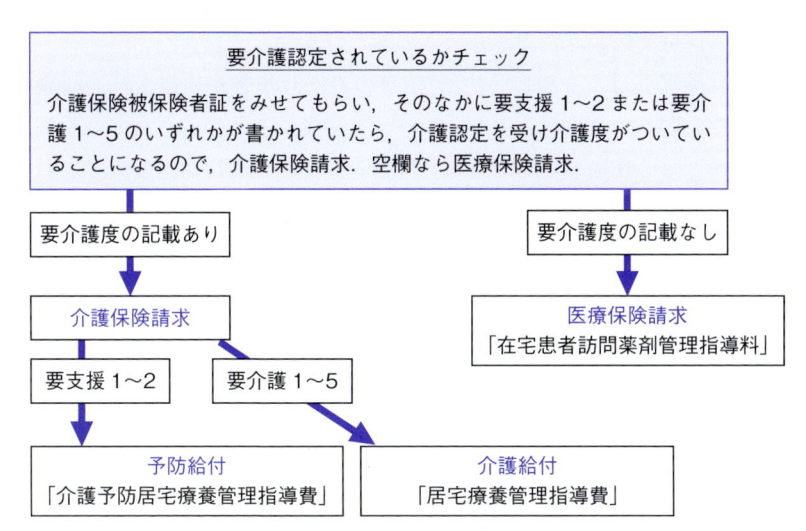

図Ⅳ-1．医療保険と介護保険のどちらで請求するか
(日本薬剤師会：在宅服薬支援マニュアルDVDより)

　介護保険の認定が決定するまで，医療保険の在宅患者訪問薬剤管理指導になるか，介護保険の居宅療養管理指導になるかは未定というわけだ．介護保険は申請日より30日以内に認定をしなければならないルールになっているので，保険請求は認定が決まるまで保留になる．さらにやっかいなことに，介護認定申請時に居宅介護支援事業所の担当ケアマネジャーが決定していないことがある．この場合も保険請求が保留になり，介護認定で非該当にならなければ介護保険の扱いになるので，詳細は保険者である市町村の介護保険担当課に相談する必要がある．したがって，初回訪問時，患者の介護保険被保険者証をみせてもらい，手元になければ，介護保険の要介護認定申請を行っているかいないかも含めて確認をする必要がある．
　加えて気をつけるべきなのが，上記で述べたように薬剤師の在宅医療は，介護保険認定の有無で医療保険か介護保険かが決まる単純なルールである．しかし，医師や看護師は，がん末期の場合，医療保険で算定することになるが，薬剤師はあくまで要介護認定の有無で判断するので，他職種とは違うルールであるということを理解しておかなければならない．
　さらに，居宅療養管理指導の場合は，介護保険の区分支給限度外であるので，要介護認定区分の支給限度には縛られない．一方訪問看護は，介護保険で訪問

する場合，区分支給限度内であり，このあたりも知っておきたい．

　一般に保険薬局は，介護保険法第71条のみなし規定が適用され，別途申し出を行わない限り，介護保険上の「サービス事業所」と指定されているが，医療保険における「在宅患者訪問薬剤管理指導」を行う場合は，地方厚生局に届け出なければならない．このあたりも，不明であれば地方厚生局や介護保険の管轄である国民健康保険団体連合会に確認をしておく必要がある．

〔萩田　均司〕

2 介護保険被保険者証のみかた

介護保険被保険者証（**図Ⅳ-2**）は，65 歳になると自動的に役所から交付され，所持しているはずである．しかし，実際に介護認定を受けようと要介護認定の申請をする段階になると，ほとんどの人が紛失し，再発行の手続きをすることになる．また，一度介護認定を受け，何もサービスを受けないまま期限切れになっていることもみかける．そこで，薬剤師が初回訪問する際，このあたりの事情も踏まえて介護保険被保険者証を確認しなければならない．

介護保険被保険者証の表面の左の記載事項には，被保険者の番号，住所，氏名，生年月日，交付年月日，保険者番号ならびに保険者の名称および印が記載されている．介護保険はあくまで住民票がある市町村が保険者であるが，住所地特例ルールにより介護保険サービスを利用する施設などの住所と異なる場合もあるので注意する．

表面の中央には，要介護状態区分が記載され，ここが空欄であれば要介護認定はされていない．次に認定年月日，認定の有効期間があり，薬剤師が在宅訪問を行う認定期間であるかどうかを判断する．さらに居宅サービス等とあるが，薬剤師の在宅訪問は区分支給限度外であるので当てはまらない．また，その下

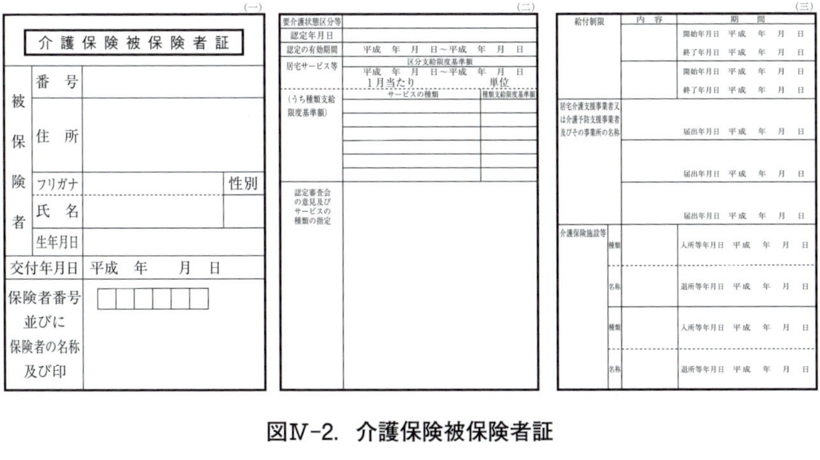
（一）
介護保険被保険者証
被保険者　番号
住所
フリガナ　性別
氏名
生年月日
交付年月日　平成　年　月　日
保険者番号並びに保険者の名称及び印

（二）
要介護状態区分等
認定年月日
認定の有効期間　平成　年　月　日～平成　年　月　日
居宅サービス等　区分支給限度基準額
平成　年　月　日～平成　年　月　日
1月当たり　単位
（うち種類支給限度基準額）　サービスの種類　種類支給限度基準額
認定審査会の意見及びサービスの種類の指定

（三）
給付制限　内容　期間
開始年月日　平成　年　月　日
終了年月日　平成　年　月　日
開始年月日　平成　年　月　日
終了年月日　平成　年　月　日
居宅介護支援事業者又は介護予防支援事業者及びその事業所の名称
届出年月日　平成　年　月　日
届出年月日　平成　年　月　日
届出年月日　平成　年　月　日
介護保険施設等　種類　入所等年月日　平成　年　月　日
名称　退所等年月日　平成　年　月　日
種類　入所等年月日　平成　年　月　日
名称　退所等年月日　平成　年　月　日

図Ⅳ-2．介護保険被保険者証

には認定審査会の意見及びサービスの種類の指定とあるが，ここに薬剤師居宅療養管理指導と記載があれば，介護認定審査会で必要と意見されたので実施する必要がある．

　表面の右側には，給付制限があり，ここは基本的には該当しない．その下の欄の居宅介護支援事業者又は介護予防支援事業者及びその事業所の名称があり，ここには担当事業所が記載されているので，この事業所に連絡をとり，薬剤師が訪問する旨を伝え，ケアプランに位置づけてもらう．またその事業所の担当ケアマネジャーと訪問の情報交換が必要になる．介護保険証の最下部の介護保険施設等という欄は介護施設の場合に記載される．

　薬剤師の在宅医療では，被保険者氏名，住所，保険者，要介護状態区分，認定の有効期間，居宅介護支援事業所を必ず確認する．

〔萩田　均司〕

3 居住系サービス事業所の入居者への訪問算定要件とポイント

　居住系サービス事業所の入居者の場合，在宅患者訪問薬剤管理指導や居宅療養管理指導の算定が可能かどうかわかりにくいところがある．ただし考え方は非常にシンプルで，患者が医師もしくは薬剤師の配置義務がつけられている病院，診療所，施設などに入院もしくは入所している場合は算定できない（図Ⅳ-3）．

　つまり，高齢者施設で，養護老人ホーム，特別養護老人ホーム，介護老人保健施設は訪問指導料は算定できない．ただし，特別養護老人ホームのがん末期患者の場合は医療保険で算定が可能である．軽費老人ホームＡ型でも，入所者が50人以上であれば，医師の配置義務が生じるため，算定できない．これらの施設では，院外処方せんが発行できても在宅訪問薬剤管理指導や居宅療養管理指導が算定できないので注意する（表Ⅳ-2）．

　一方，医師や薬剤師の配置義務のない，グループホーム・有料老人ホーム・サービス付き高齢者向け住宅は，在宅訪問薬剤管理指導や居宅療養管理指導の算定が可能である（表Ⅳ-2）．

　ただし算定できるからといって，施設に配達するのみでは当然算定不可であるので，訪問する以上は入所者をしっかり確認して，管理指導を行わなければならない．また，主治医やケアマネジャーとの情報の交換や連絡も当然必要となる．

算定可	算定不可
自宅，社会福祉施設，障がい者施設などで療養を行う患者 居住系施設入居者 （医師もしくは薬剤師の配置義務のある施設は不可）	医師もしくは薬剤師の配置が義務づけられている病院，診療所，施設などに入院もしくは入所している場合 ほかの保険医療機関もしくは保険薬局の薬剤師が訪問薬剤管理指導を行っている場合

図Ⅳ-3．施設系入居者への訪問算定
（日本薬剤師会：在宅服薬支援マニュアルDVDより）

〔萩田　均司〕

表Ⅳ-2. 居住系サービス事業所の入居者への処方せんおよび訪問の考え方

施設の種類	①養護老人ホーム	②特別養護老人ホーム（介護老人福祉施設）	③軽費老人ホーム（ケアハウス）	④有料老人ホーム	⑤介護老人保健施設	⑥認知症対応型共同生活介護（グループホーム）	⑦サービス付き高齢者向け住宅
根拠法	老人福祉法第20条の4	老人福祉法第20条の5	老人福祉法第20条の6	老人福祉法第29条	介護保険法第94条～第105条	老人福祉法第5条の2介護保険法第8条	高齢者の居住の安定確保に関する法律第4条
配置基準	医師○ 薬剤師×	医師○ 薬剤師×	医師× 薬剤師×	医師× 薬剤師×	医師○ 薬剤師○	医師× 薬剤師×	医師× 薬剤師×
院外処方せん	○	○	○	○	△*5	○	○
在宅訪問薬剤管理指導（医療保険）	×*1	×*1*2	○	○	×	×（全員要介護認定のため基本は介護保険）	○
居宅療養管理指導（介護保険）	×	×	要介護認定が無→医療保険算定*4 有→介護保険算定*3*4	要介護認定が無→医療保険算定 有→介護保険算定*4	×	*4	要介護認定が無→医療保険算定 有→介護保険算定*4

①養護老人ホーム、②特別養護老人ホーム、③軽費老人ホーム、④有料老人ホームは、老人福祉法（昭和三十八年七月十一日法律第百三十三号）に定められた事業所である。特別養護老人ホームは、老人福祉法のもとで措置制度によって運用されていたが、介護保険施行後は、介護保険の給付を受ける施設として「介護老人福祉施設」という名称も用いられる。
⑤介護老人保健施設、⑥認知症対応型共同生活介護（グループホーム）は、介護保険法（平成九年十二月十七日法律第百二十三号）に定められた事業所である。介護老人保健施設に入所している患者は算定の対象としない。
介護老人福祉施設、認知症対応型医療保険施設とともに「介護保険施設」と称される。グループホームは地域密着型サービスの1つであり、多くは介護保険の事業所の都道府県の指定を受けるのに対して、市町村の指定を受ける。
⑦サービス付き高齢者向け住宅は、高齢者の居住の安定確保に関する法律（平成十三年四月六日法律第二十六号）により定められた高齢者住宅であり、国土交通省と厚生労働省が管轄する。
軽費老人ホーム、有料老人ホーム、サービス付き高齢者向け住宅は、介護保険上の「特定施設入居者生活介護」という給付形態を受けることもできる。その給付形態を受ける場合、「特定施設」とも称される。

* 1：「特別養護老人ホーム等における療養の給付の取扱について（保発0330第9号平成24年3月30日）：養護老人ホーム、特別養護老人ホーム、指定短期入所生活介護事業所、指定介護予防短期入所生活介護事業所、指定障害者支援施設、指定障害児短期治療施設、救護施設、乳児院又は情緒障害児短期治療施設に入所している患者は算定の対象としない。
* 2：未判がん患者には医療保険で在宅患者訪問薬剤管理指導が可能。
* 3：軽費老人ホームA型（入所者が50人以上）の場合は医師の配置が必要となるため、在宅患者訪問薬剤管理指導加算（及び麻薬管理指導加算）、「在宅患者緊急時共同指導（及び麻薬管理指導加算）」、「在宅患者緊急訪問薬剤管理指導加算」が算定可能。
* 4：居宅療養管理指導（内服）、医療コントロールのための医療用麻薬、B・C型肝炎などに対する抗ウイルス薬、インターフェロン製剤・人工透析患者に対するエリスロポエチン・グルベポエチンなどは処方せん交付可能。薬局の訪問点数は算定不可。
* 5：抗悪性腫瘍薬（注射）は処方せん交付不可。

（日本薬剤師会：在宅服薬支援マニュアルDVDより改変）

4 在宅患者緊急訪問薬剤管理指導

　訪問薬剤管理指導を実施している薬局が，患者の状態の急変などに伴い，主治医の求めにより，通常の計画的な訪問薬剤管理指導とは別に，緊急に患家を訪問して必要な薬学的管理および指導を行った場合に算定する(500点, 月4回).
　在宅患者訪問薬剤管理指導料，在宅患者緊急時等共同指導料とは併算定できない．また，処方せんに基づく指導なので，院内において調剤された薬剤や，ほかの保険薬局で調剤された処方に対する指導では算定できない．

Ⓐ 算定の要件

①在宅患者の状態の急変などに伴う訪問であること．臨時の処方せんによる計画外の訪問薬剤管理指導であっても，緊急性が認められない訪問指導の場合には，薬剤服用歴管理指導料を算定する．たとえば，かぜをひいたため処方せんが交付された場合などがこれに該当する．
②医師の求めにより，計画的な訪問薬剤管理指導とは別に行う指導であること．想定されるケースとしては，麻薬を使用している終末期の患者で，状態の急変により，緊急に麻薬の追加投与が必要となった場合などが該当する．
③必要な薬学的管理および指導を行う．

Ⓑ 具体的な算定方法

ⓐ 情報提供
　当該患者の在宅療養を担う保険医療機関の保険医に対して，訪問結果について必要な情報を文書で提供する．

ⓑ 薬剤服用歴への記載
　薬剤服用歴の記録には，薬剤服用歴管理指導料の算定要件に該当する項目のほか，少なくとも以下の事項について記載する．
①訪問の実施日，訪問した薬剤師の氏名．
②該当患者の在宅療養を担う保険医療機関の保険医から緊急の要請があった日

付および当該要請の内容，ならびに当該要請に基づき訪問薬剤管理指導を実施した旨．
③訪問に際して実施した薬学的管理指導の内容（服薬状況，副作用，相互作用に関する確認などを含む）．
④当該保険医に対して提供した訪問結果に関する情報の要点．

ⓒ 摘要欄への記載事項

①在宅基幹薬局に代わって連携するほかの薬局（サポート薬局）が，在宅患者緊急訪問薬剤管理指導料を算定した場合，在宅基幹薬局は訪問薬剤管理指導を実施した日付，サポート薬局名および，やむを得ない事由などを記載する．
②調剤を行っていない月に，在宅患者緊急訪問薬剤管理指導料を算定した場合は，訪問の対象となる調剤の年月日および投薬日数を記載する．

〔藤森　真紀子〕

5 在宅患者緊急時等共同指導

　訪問薬剤管理指導を実施している薬局が，患者の状態の急変などに伴い，主治医の求めにより，医師や歯科医師，訪問看護師，ケアマネジャーらと共同で患家に赴き，カンファレンスを行ったうえで，必要な薬学的管理指導を実施した場合に算定できる（700点，月2回）．

　当該指導料は，在宅患者訪問薬剤管理指導料とは併算定できない．麻薬投与患者に管理指導を行った場合は，麻薬管理指導加算（100点）を算定できる．

　保険薬局と患家の距離が16kmを超えると，特殊な事情があった場合を除き算定できない．特殊な事情なく，16kmを超えて指導を行った場合は，保険診療とは認められないことから，患者負担となる．

Ⓐ 算定の要件

① 在宅患者の状態の急変や，診療方針の大幅な変更など，必要が生じたこと．
② 在宅療養を担う医師の求めにより，患家を訪問し，関係する医療関係職種などと共同でカンファレンスを行うこと．原則として，患家で行うこととするが，患者または家族が患家以外の場所でのカンファレンスを希望する場合にはこの限りではない．
③ 診療情報およびカンファレンスの結果を踏まえ，訪問薬剤管理指導の内容に加えて，患者に対し，療養上必要な薬学的管理指導を行うこと．

Ⓑ 具体的な算定方法

ⓐ 薬剤服用歴への記載

　薬剤服用歴の記録には，薬剤服用歴管理指導料の算定要件に該当する項目のほか，少なくとも以下の事項について記載する．

① カンファレンスおよび薬学的管理指導の実施日，薬学的管理指導を行った薬剤師ならびにカンファレンスに参加した医療関係職種などの氏名．
② 当該患者の在宅療養を担う保険医療機関の保険医から要請があって患家を訪

問し，ほかの医療関係職種などと共同してカンファレンスを行い，その結果を踏まえて薬学的管理指導を実施した旨およびその理由．
③カンファレンスの要点，およびカンファレンスの結果を踏まえて実施した薬学的管理指導の内容（服薬状況，副作用，相互作用に関する確認などを含む）．
④当該保険医に対して提供した訪問結果に関する情報の要点．

ⓒ 摘要欄への記載事項

調剤を行っていない月に，在宅患者緊急時等共同指導料を算定した場合は，情報の提供または訪問の対象となる調剤の年月日および投薬日数を記載する．

〔藤森　真紀子〕

6 退院時共同指導

　退院後に訪問薬剤管理指導を担う薬局の薬剤師が，入院中の患者を訪問し，患者の同意を得て退院後の在宅療養上必要な薬剤に関する説明・指導を，入院先医療機関の医師や看護師らと共同で行い，文書により情報提供した場合に算定する（入院中1回）．特別な疾病の患者（**表IV-3**）については2回算定できる．

　なお，対象となるのは，退院後，在宅で療養を行う患者であり，ほかの医療機関，社会福祉施設，介護老人保健施設，介護老人福祉施設に入院・入所する患者や死亡退院した患者については，対象とならない．当該指導料は処方せんの発行と関係なく算定することができる．

Ⓐ 算定の要件

①入院している保険医療機関に赴いて，患者の同意を得て行うこと．退院時共同指導料は，患者の家族など，退院後に患者の看護を担当する者に対して指導を行った場合にも算定できる．
②文書により情報提供をすること．

Ⓑ 具体的な算定方法

①当該患者の薬剤服用歴の記録に，入院している保険医療機関において当該患者に対して行った服薬指導の要点を記載する．
②患者またはその家族などに提供した文書の写しを，薬剤服用歴の記録に添付する．

Ⓒ 摘要欄への記載事項

①指導日ならびに共同して指導を行った保険医，看護師，または准看護師の氏名および保険医療機関の名称を記載する．

表Ⅳ-3. 退院時共同指導料を2回算定できる患者

①末期の悪性腫瘍の患者（在宅末期医療総合診療料を算定している患者を除く）

②下記aであって，bまたはcの状態である患者
   a. 在宅自己腹膜灌流指導管理，在宅血液透析指導管理，在宅酸素療法指導管理，在宅中心静脈栄養法指導管理，在宅成分栄養経管栄養法指導管理，在宅人工呼吸指導管理，在宅悪性腫瘍患者指導管理，在宅自己疼痛管理指導管理，在宅肺高血圧症患者指導管理または在宅気管切開患者指導管理を受けている状態にある者
   b. ドレーンチューブまたは留置カテーテルを使用している状態
   c. 人工肛門または人工膀胱を設置している状態

③在宅での療養を行っている患者であって，高度な指導管理を必要とするもの

②保険医などの氏名および保険医療機関の名称については，算定対象となる患者が入院している保険医療機関とともに，当該患者の退院後の在宅医療を担う保険医療機関についても記載する．

〔藤森　真紀子〕

7 介護保険における公費対象者

　介護予防を含む居宅療養管理指導における公費の対象一覧は**表Ⅳ-4**のとおりである．これらの公費対象となった場合，介護保険サービスにかかる費用負担はない．

　公費対象の優先順位は「項番」のとおりとなる．「項番」は1〜16までであるが，居宅療養管理指導費に関係のない部分については**表Ⅳ-4**からは除いている．

　このうち15と16以外の公費対象疾病は処方せん内にも公費番号が記されてくる．それをそのまま介護保険請求に転用すればよい．15（中国残留邦人）と16（生活保護者）への公費への対処については次項を確認されたい．

　なお，医療保険においては，身体障がい者に対して公費がつくことがあるが，それは県単位の公費なので，介護保険サービスに関しては公費対象ではない．ということは，もし医療保険で訪問にいっている方に身体障がいの公費があれば薬剤費も訪問費用も自己負担はないことになるが，この方が介護認定を受けようとし，介護2と判定されたとすると，居宅療養管理指導の部分は1割の費用負担が生じる．

　これを嫌う方も少なからずいるのが事実であるが，だからといって医療保険請求をしてしまうことは許されない．介護認定を受け，介護度がついた方は，必ず介護保険優先となる．ごまかしは効かないので注意されたい．

表Ⅳ-4. 居宅療養管理指導における公費対象一覧

項番	居宅療養管理指導に関する公費制度	給付対象	法別番号	資格証明書	公費の給付率	負担割合
4	原子爆弾被曝者に対する援護に関する法律 （平成6年法律第117号） 「一般疾病医療費の給付」	健康保険と同様（医療全般）	19	被曝者手帳	100	介護保険優先 残りを全額公費※
5	被曝体験者精神影響等調査研究事業の実施について （平成14年4月1日健発第0401007号）	被曝体験による精神的要因に基づく健康影響に関連する特定の精神疾患または関連する身体化症状・心身症のみ	86	受給者証	100	介護保険優先 残りを全額公費※
6	特定疾患治療研究事業について （昭和48年4月17日衛発第242号　厚生省公衆衛生局長通知） 「治療研究にかかる医療の給付」	特定の疾患のみ	51	受給者証	100	介護保険優先 残りを全額公費※
7	先天性血液凝固因子障害等治療研究事業について （平成元年7月24日健医発第896号　厚生省保健医療局長通知） 「治療研究にかかる医療の給付」	特定の疾患のみ	51	受給者証	100	介護保険優先 残りを全額公費※
8	「水俣病総合対策費の国庫補助について」 （平成4年4月30日環保業発第227号　環境事務次官通知） 「療養費および研究治療費の給付」	水俣病発生地域において過去に通常のレベルを超えるメチル水銀の曝露を受けた可能性のある者における水俣病にもみられる症状に関する医療	88	医療手帳 保健手帳	100	介護保険優先 残りを全額公費※
9	「メチル水銀の健康影響にかかる調査研究事業について」 （平成17年5月24日環保企発第050524001号　環境事務次官通知） 「研究治療費の支給」	メチル水銀の曝露に起因するものでないことが明らかなものを除く疾病等の医療	88	医療手帳	100	介護保険優先 残りを全額公費※
10	「茨城県神栖町における有機ヒ素化合物による環境汚染及び健康被害に係る緊急措置事業要綱」について （平成15年6月6日環保企発第030606004号　環境事務次官通知）	茨城県神栖町におけるジフェニルアルシン酸の曝露に起因する疾病などの医療	87	医療手帳	100	介護保険優先 残りを全額公費※
11	石綿による健康被害の救済に関する法律 （平成18年法律第4号） 「指定疾病にかかる医療」	指定疾病にかかる医療	66	石綿健康被害医療手帳	100	介護保険優先 残りを全額公費
15	中国残留邦人等の円滑な帰国の促進及び永住帰国後の自立の支援に関する法律 （平成19年法律第127号） 「介護支援給付」	介護保険の給付対象サービス	25	介護券	100	介護保険優先
16	生活保護法の「介護扶助」	介護保険の給付対象サービス	12	介護券	100	介護保険優先

※保険料滞納による介護給付等の額の減額分については公費負担しない．

〔川添　哲嗣〕

8 生活保護者，中国残留邦人，介護保険料未払い者への対応

Ⓐ 生活保護者，中国残留邦人への対応

生活保護者, 中国残留邦人の方への在宅訪問に特別なスキルやルールはない. 違いがあるとすれば自己負担金が発生しないことくらいである. 訪問の流れも同じであり, 臆することなく訪問を開始するとよい. ただし, 患者自己負担が要らないことから, 必要でもないのに毎週訪問する薬局があるようにも聞いている. 本当に毎週訪問する必要があるかどうかを, ケアマネジャーときちんと話しを詰めたうえで判断するべきである. つまり, 公費請求は税金で賄われており, けっして不正な請求があってはならない.

さて, 請求業務であるが, もし患者が介護認定上の自立判定, あるいは年齢が若く介護認定対象でなければ医療保険のみで請求のため, 「調剤券」があればよい. 介護保険を使用するのであれば, 訪問の部分を介護保険請求のための「介護券」が必要となる（図Ⅳ-4）. それ以外の部門は従来どおり医療保険請求する.

(指定介護機関名)
●●市●●町 1−1−1
●● 薬局 ●●店
●●●●●●●●●●●

公費負担者番号 ●●●●●●●●

●●市福祉事務所

生 活 保 護 法 介 護 券

取扱担当員

受給者番号 / 保険者番号	地区	ケース番号 / 被保険者番号	氏名・居住地	介護年月 承認年月 / 有効期間	単 / 併	要介護状態等区分 / 認定有効期間	支援事業者	サービス種類	備考(他法その他) / 本人支払額	地区担当員
●●●●●●●	鴨田	●●●●●	●●●●●●● T 11年 7月●日生（女）	H 26年 3月 H 26年 3月	併	要介護 3	●●●ケアセンター	居管	介保あり	6係 ●●●
●●●●●●		●●●●●●●●●●●	●●市鴨部●●●●●●● ●●●	1 日から 31 日まで		H 25年 5月 8日 ～ H 26年 5月31日			円	
			（ ）							
				日から 日まで		～			円	
			（ ）							
				日から 日まで		～			円	
			（ ）							
				日から 日まで		～			円	
			（ ）							
				日から 日まで		～			円	
			（ ）							
				日から 日まで		～			円	
			（ ）							
				日から 日まで		～			円	
			（ ）							
				日から 日まで		～			円	

個人情報が記載されておりますので、取扱にはご留意願います。

図Ⅳ-4. 介護券見本

Ⓑ 保険料未払いの方への対応

　介護保険料を1年以上滞納している被保険者がサービスを使用するときには，10割負担を強いられることがある．

　サービス提供開始時には必ず被保険者証の確認をする．もし介護保険料が未払いの場合，被保険者証に「10割」と記されている．その場合，被保険者は償還払いとなる．すなわち全額支払ったうえで自らが市町村に対し給付分（9割分）を後から請求することになる．

　しかし償還払いの際に未払い保険料も請求されるため非常に負担が大きく，人によってはサービスを受けることをあきらめる場合もある．

〔川添　哲嗣〕

9 サポート薬局制度

　サポート薬局制度は，小規模薬局であっても，近隣の薬局と連携することにより，在宅業務へ参画することが可能となることを目的として，平成24（2012）年度改訂の際，新たに登場した制度である．
　在宅患者訪問薬剤管理指導を主に担当する薬局（以下，在宅基幹薬局）が，それを支援する薬局（以下，サポート薬局）と連携し，助け合うわけである．在宅患者には在宅基幹薬局が対応できない場合の臨時対応として，サポート薬局の薬剤師が代わりに訪問することがあることを説明し，了解を得ておく必要がある．重要事項説明書などに記載し，明確にしておくことをお勧めする．
　以下に具体的にその制度使用例を示す．算定要件と，その内容を図式化したものを掲示する．

A 処方せん受付は在宅基幹薬局，臨時訪問のみサポート薬局の場合

　サポート薬局の薬剤師が在宅基幹薬局の薬剤師に代わって訪問薬剤管理指導を行った場合には（図Ⅳ-5），薬剤服用歴の記録を記載し，在宅基幹薬局と当該記録の内容を共有することとするが，訪問薬剤管理指導の指示を行った医師，または歯科医師に対する訪問結果についての報告などは在宅基幹薬局が行う．なお，調剤報酬明細書に当該訪問薬剤管理指導を行ったサポート薬局名，当該訪問薬剤管理指導を行った日付およびやむを得ない事由などを記載する．

B 臨時の処方せん受付および訪問のどちらもサポート薬局の場合

　サポート薬局が処方せんを受け付け，調剤を行ったサポート薬局が訪問薬剤管理指導を行った場合（図Ⅳ-6）には，算定については，調剤技術料および薬剤料などはサポート薬局，また，在宅患者訪問薬剤管理指導料の算定は在宅基幹薬局が行うこととし，調剤報酬明細書の摘要欄にはサポート薬局が処方せんを受け付けた旨を記載する．

```
┌─────────────────────────────────────────────────────────┐
│              被保険者（在宅患者）                         │
│   患者に対して事前にサポート薬局を明確にし，了解を得ておく │
│         重要事項説明書など文書で説明しておく              │
│  [調剤の実施]          連 携          [在宅訪問の実施]    │
│     在宅基幹           ⇔              サポート           │
│      薬局          患者情報の共有       薬局             │
└─────────────────────────────────────────────────────────┘

・在宅患者訪問薬剤管理指導料などの保険請求　・薬剤服用歴の記載
・指示を行った医師または歯科医師に対する報告　（在宅基幹薬局と記録の内容を共有）

　　サポート薬局が行った在宅患者訪問薬剤管理指導料，在宅患者緊急訪問薬剤
　　管理指導料についても算定できる
```

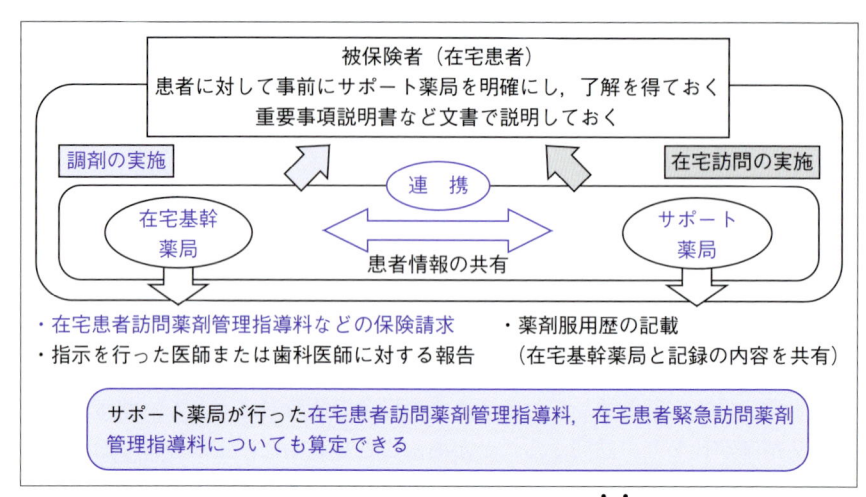

図Ⅳ-5. サポート薬局が臨時に訪問薬剤管理指導のみを行った場合

```
┌─────────────────────────────────────────────────────────┐
│              被保険者（在宅患者）                         │
│   患者に対して事前にサポート薬局を明確にし，了解を得ておく │
│         重要事項説明書など文書で説明しておく              │
│                        連 携         [調剤の実施         │
│                        ⇔             在宅訪問の実施]     │
│     在宅基幹                          サポート           │
│      薬局          患者情報の共有       薬局             │
└─────────────────────────────────────────────────────────┘

・在宅患者訪問薬剤管理指導料などの保険請求　・薬剤服用歴の記載
・指示を行った医師または歯科医師に対する報告　（在宅基幹薬局と記録の内容を共有）
　　　　　　　　　　　　　　　　　　　　　　・調剤技術料，薬剤料などの保険請求

　　調剤技術料，薬剤料等はサポート薬局が，一方，在宅患者訪問薬剤管理指導
　　料は在宅基幹薬局が算定する．調剤報酬明細書の摘要欄にはサポート薬局が
　　処方せんを受け付けた旨を記載する（介護保険も同じ）．
```

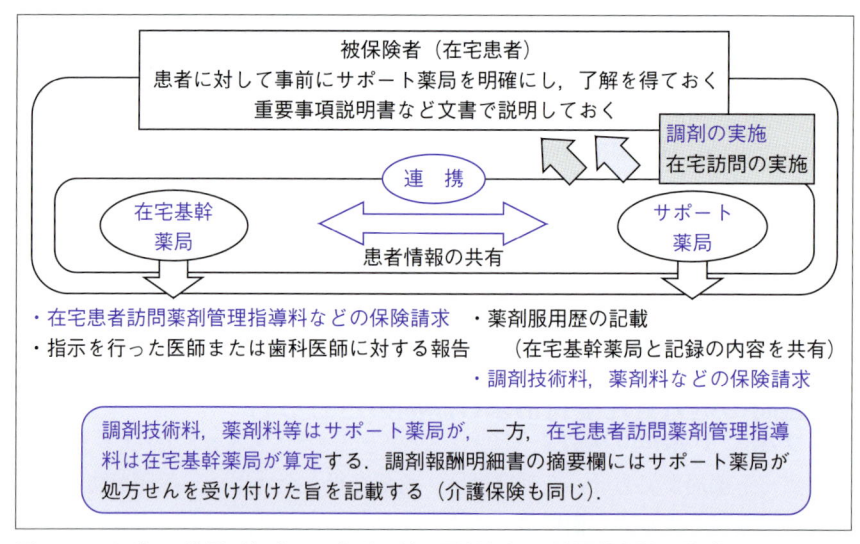

図Ⅳ-6. サポート薬局が処方せんを受け付け調剤を行い，訪問薬剤管理指導を行った場合

ⓒ 在宅基幹薬局とサポート薬局の契約について・・・・・・・・・・

　先行のAとBの場合をみて，疑問に思う人は多いと思う．サポート薬局は訪問しても訪問に関しては無報酬となる．そのため，当初より双方の取り決めをしておくとよい．

　たとえば在宅基幹薬局が出張で不在にしているとき，サポート薬局が街を離れず飲酒も控え待機するならば，その当番待機料を設定しておく．そして実際に訪問が入った場合，管理指導料そのものを上乗せする．これは1例であり，特別な通達も何も必要なく，各薬局間で取り決めればよい．

〔川添　哲嗣〕

10 無菌調剤室の共同利用

2012年8月薬事法が改正され，無菌調剤室の共同利用が可能になり，2014年の調剤報酬改定により，無菌調剤室共同利用の保険請求が可能となった．

A 薬事法改正内容

改正省令の内容は，次のとおり（要点）である（薬事法施行規則の一部を改正する省令の施行等について（無菌調剤室の共同利用に関する件）平成24年8月22日 厚生労働省令第118号 平成24年8月22日 薬食発0822第2号）．

無菌調剤室の設備を有さない薬局（以下，利用薬局）が無菌調剤の処方せんを受け付ける場合，無菌調剤室の設備を有する薬局（以下，提供薬局）の設備を利用して無菌調剤が可能になった．その際，利用薬局開設者は提供薬局開設者に無菌調剤室利用の依頼をし，①指針の策定，②研修の実施，③その他必要な措置をし，提供薬局開設者は上記①〜③に対して協力をし（図Ⅳ-7），事前に無菌調剤を行う際に事故が起こった場合の報告体制などを盛り込んだ契約を取り交わすことが規定された（図Ⅳ-8）．

また，共同利用可能な無菌室の要件「常時 ISO14644-1 に規定するクラス7以上を担保できる設備であること」，「無菌製剤処理を行うために必要な器具，機材を十分に備えていること」が示された．これはクラス7以上のクリーンルー

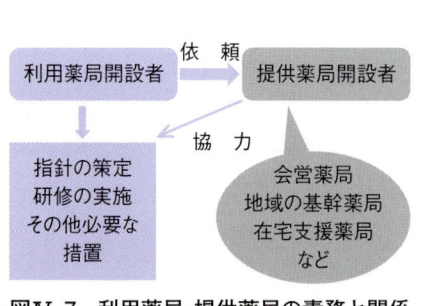

図Ⅳ-7．利用薬局・提供薬局の責務と関係
（文献1）より筆者作成）

図Ⅳ-8．事前に取り交わす事項
（文献1）より筆者作成）

表Ⅳ-5. 共同利用可能な無菌室の要件

- 他と仕切られた専用の部屋
- 常時 ISO14644-1 に規定するクラス 7 以上を担保できる設備
- 無菌製剤処理を行うために必要な器具，機材を十分に備えていること

利用薬局の薬剤師が使用できるのは，無菌調剤室・無菌製剤処理に必要な器具・機材に限られる．
（文献 1）より筆者作成）

ムとクリーンベンチがないと，共同利用できないということを示している．つまり専用の部屋であってもクリーンルームのないクリーンベンチのみの薬局や，単に調剤室にクリーンベンチを設置しただけでは共同利用はできないのである（表Ⅳ-5）．

さらに，提供薬局と利用薬局の帳簿についても触れ，提供薬局開設者は，無菌室の利用に関する帳簿を備え，調剤録に無菌製剤処理を行った薬剤に関する事項のみ記載し，最終記載日より 3 年間の保管義務がある．利用薬局は，調剤した薬剤の被包に処方受付薬局の名称・住所・所在地を表示し，処方せん・調剤録へは，処方せん受付薬局の名称・所在地を記入し，無菌調剤を行った薬剤に関しては無菌調剤を行った薬局の名称・所在地（提供薬局名）を記載することが示された（図Ⅳ-9）．

B 調剤報酬改定

薬事法は 2012 年 8 月に改正されたが，調剤報酬改定の後であったため，2014 年 3 月までは，利用薬局は，調剤報酬の保険請求ができなかった．その後，2014 年の調剤報酬改定により利用薬局が保険請求できるようになった．

さらに，2014 年の調剤報酬改定では，無菌製剤処理加算の対象範囲が見直され，医療用麻薬の無菌製剤処理加算が対象になり，さらに技術と時間を要する乳幼児用に対する評価が新設された．実際には小児の無菌製剤処理にも多くの技術と時間を要するが，医科や歯科では"小児"の規定がなく，統一性をもたせるため，今回の改定では乳幼児が採用されたことは評価しなければならない．小児の無菌製剤処理に関しては次回改定を待ちたい．

```
┌─────────────────────────────┐
│      提供薬局開設者          │
│ 無菌調剤室の利用に関する帳簿を備える │
│   最終記載期日より3年間保管    │
│ 調剤録に無菌製剤処理を行った薬剤に │
│       関する事項のみを記載      │
└─────────────────────────────┘

┌──────────────────────────────────────────┐
│            利用薬局開設者                  │
│  ┌──────────────┐  ┌──────────────────┐  │
│  │調剤した薬剤の │  │処方せん・調剤録への記入│  │
│  │容器または被包への表示│  │処方せん受付薬局の名称・所在地│  │
│  │処方せん受付薬局の│  │無菌製剤処理を行った薬剤に関し│  │
│  │名称・住所・所在地│  │ては，無菌製剤処理を行った薬局│  │
│  │提供薬局名称・ │  │の名称・所在地を記載    │  │
│  │住所・所在地は省略可│  │調剤済から3年間保存    │  │
│  └──────────────┘  └──────────────────┘  │
└──────────────────────────────────────────┘
```

図Ⅳ-9. 帳簿・被包・処方せん・調剤録への記入など
（文献1）より筆者作成）

　在宅医療における注射薬に関しても，電解質製剤と注射用抗菌薬が新たに使用可能となり，薬剤師が在宅療養患者の急変時に対応可能となった．また，特定医療材料の種類が追加されるなど，医療材料・衛生材料の提供の仕組みが整備されることとなった．

　薬局は，医薬品ばかりでなく医療材料や衛生材料の供給についてもかかわり，在宅医療において，多くの役割を果たさなければならなくなったが，薬剤師の在宅医療における今後の活躍が期待される．無菌調剤室の共同利用が可能になったことにより，地域で在宅医療をいかに行っていくかを考えていく必要がある．地域の資源を有効に活用し，薬局も地域包括ケアシステムの一員として在宅医療に活躍できる1つの基盤が整備されたといえる．

文　献
1）日本薬剤師会：平成25年度全国担当者会議資料．

〔萩田　均司〕

Ⅴ 訪問薬剤管理指導

1 訪問薬剤管理指導の開始に至る4つのパターン

薬剤師が訪問薬剤管理指導を開始するまでの流れを，4つのパターンに分けて解説する（**図V-1**）．

Ⓐ 医師の指示型（Aパターン）

Aパターンは，在宅訪問を行っている医師や歯科医師が，患者の状況から，訪問先で薬を適切に使用するためには，薬剤師の訪問による服薬管理が必要と判断し，訪問の指示を出すことにより訪問薬剤管理指導を開始するパターンである．

日本薬剤師会による「後期高齢者の服薬における問題点と薬剤師の在宅患者

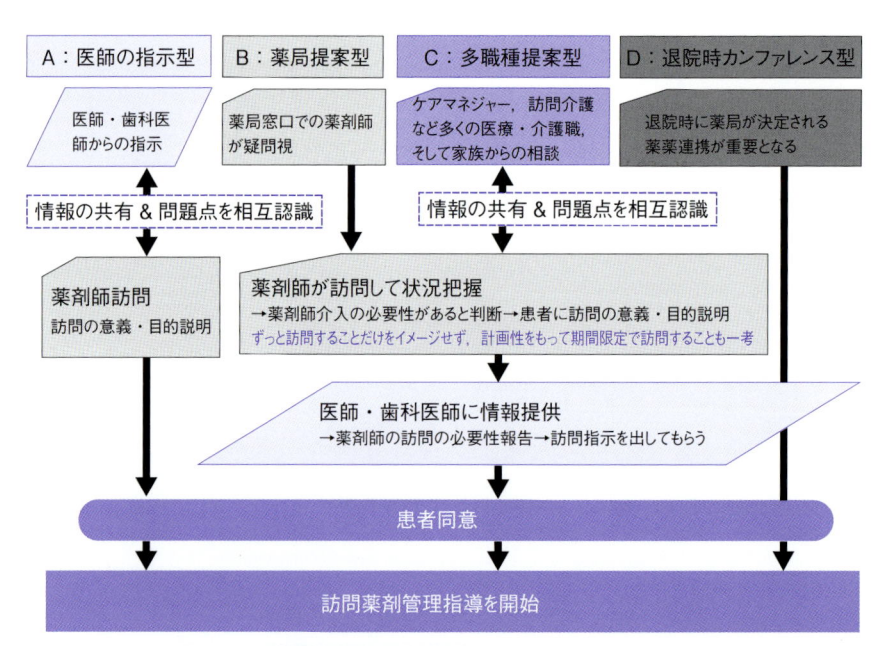

図V-1. 訪問薬剤管理指導開始に至る4つのパターン

（文献1）より）

訪問薬剤管理指導ならびに居宅療養管理指導の効果に関する調査研究(2008.3)」によると，薬剤師による訪問指導開始のきっかけの80％以上がAパターンとなっていた．しかし，2012年の「居宅療養管理指導および訪問薬剤管理指導」の調査[2]によると約60％となっており，Aパターン以外のきっかけも増えつつある．いずれのパターンでも共通であるが，訪問開始時に薬剤師は患者に対して薬剤師が訪問する意義や目的をしっかりと説明し，同意を得ることが必要である．

Ⓑ 薬局提案型（Bパターン）

Bパターンは，薬局窓口で薬剤師が患者の在宅での服薬状況や保管状況などに疑問をもち，患者宅を訪問．訪問の結果，適切な薬物療法を行うために薬剤師の介入が必要と判断し，患者の了解を得たうえで，処方医に，その必要性を情報提供することにより，医師から訪問の指示を出してもらうパターンである．日薬の調査結果によると，Bパターンがきっかけになった事例は残念ながら数％である．

その原因は，たとえば実際には服薬状況が悪い場合でも，薬局での投薬時に本人に確認すると「きちんと服用できている」という回答がされた場合，それを疑うことは困難であるためである．また仮に薬剤師が何らかの疑いをもった場合でも，それだけで患者宅を訪問するには，心理的に高いハードルが存在するように思う．また，訪問された側の患者家族も，違和感をもつ可能性も考えられる．

しかし，患者への服薬指導などにより得られた情報から，在宅での服薬に問題点を感じた際には，「まずは訪問してみる」という積極的な姿勢を薬剤師がもつことは重要である．

Ⓒ 多職種提案型（Cパターン）

Cパターンは，ケアマネジャーや訪問看護師，ヘルパーなどのいわゆる他職種が患者宅を訪問した際に，服薬に関する問題点（飲み残しや，服薬困難など）を発見した場合や，患者・家族から薬に関する相談を受けた際などに，その情報を薬剤師に提供してもらうパターンである．薬剤師は，情報に関する状況確

認を行うために訪問し問題点を実際に確認する．その結果，薬剤師による訪問の必要性があると判断した場合には，患者の了解を得たうえで処方医に情報提供を行い，訪問の指示を得て開始するパターンである．今後は多職種連携の推進により増やすことが可能なパターンと考える．

❶ 退院時カンファレンス型（Dパターン）･･･････････

　Dパターンは，退院時カンファレンスをきっかけとして薬剤師が訪問薬剤管理指導を開始するパターンである．近年，病院薬剤師が病棟業務を行う機会が増えているが，病院薬剤師が入院中の服薬管理をする際に，投薬の内容（薬の数や，服薬方法など）や患者の病状（認知など），さらには自宅での療養環境（一人暮らしなど）などから，退院後に訪問薬剤管理指導が必要と判断し，地域連携室などに情報提供することにより，退院時カンファレンスに薬局の薬剤師に参加を求め，訪問が開始されるパターンである．入院している場合には，多剤服用や服薬方法が複雑であっても，多職種で見守ることができるが，とくに一人暮らしの場合など，自宅に戻ると見守りが難しくなる．

文　献
1）日本薬剤師会：在宅服薬支援マニュアル．2009．
2）日本薬剤師会：居宅療養管理指導及び訪問薬剤管理指導のあり方に関する調査研究事業報告書．2013．

〔大澤　光司〕

2 患者とのコミュニケーションポイント

　在宅医療において的確な服薬管理指導を行ううえで，患者とのコミュニケーションを良好に保つことは大変重要である．現代の薬剤師に求められる服薬管理指導は，薬剤師から患者へ，薬効や用法，用量を伝える一方通行の服薬指導だけでは不十分であり，患者からもさまざまな情報を得て，それらに基づいて，いわゆるテーラーメイド（個別対応）に管理，指導を行う双方向性の服薬コミュニケーションが重要だと考える．その大切さは，もちろん薬局窓口での患者対応でも同様であるが，サッカーでいえば，薬局での業務が薬剤師のテリトリーで行うホームゲーム，訪問先での業務は患者のテリトリーで行うアウェーゲームといったイメージである．患者コミュニケーションに関しても，注意するポイントは同じであるが，在宅では，ひと工夫することが必要である．

Ⓐ 信頼関係を早く構築するために

ⓐ 挨　拶
　居宅（患者の家），いい換えれば他人の家を訪問し，部屋に上げてもらうためには，信頼関係を早く築くことが必要である．信頼できない人間を，家に招き入れることは難しい．信頼関係を構築する最初のコミュニケーションポイントは「第一印象」をよくすることである．実際には，まずは薬剤師側から明るい挨拶を行うことである．挨拶は先手必勝．まずは明るい先手の挨拶でコミュニケーションのきっかけをつくろう．

ⓑ 自己紹介
　初めて接する人に対して挨拶を行う際，自己紹介することは日常生活では当たり前の行為だが，薬局の現場をみてみると，意外に実践しているケースは少ない．薬剤師は初めて接する患者（新患）の場合でも，処方せんや事前アンケート（問診票など）などから，多くの患者情報を得ているのにもかかわらず，患者にとっては薬剤師に関する情報は通常ほとんど得られない．これでは初対面の2人のうち，一方だけが自己紹介している不自然な状態になってしまうので，最低限「薬剤師の○○です」という自己紹介は行いたい．とくに在宅では，白

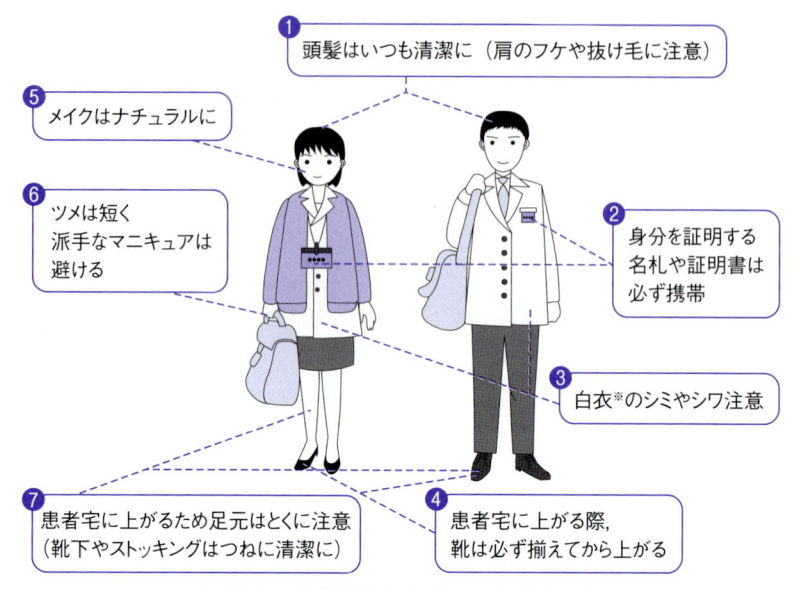

① 頭髪はいつも清潔に（肩のフケや抜け毛に注意）

⑤ メイクはナチュラルに

⑥ ツメは短く派手なマニキュアは避ける

② 身分を証明する名札や証明書は必ず携帯

③ 白衣※のシミやシワ注意

⑦ 患者宅に上がるため足元はとくに注意（靴下やストッキングはつねに清潔に）

④ 患者宅に上がる際，靴は必ず揃えてから上がる

図V-2．身だしなみのチェックポイント
※患者家族によっては，白衣での訪問を嫌がる場合があり，確認が必要である．

（文献1）より）

衣を着ないで訪問するケースも多いので（詳細は後述），なおさら身分を示す自己紹介は必須である．

ⓒ 表情・しぐさ

挨拶と同様に重要なのが，表情やしぐさである．アメリカの心理学者アルバート・マレービアン博士は，人が他人から受け取る情報（感情や態度など）の割合は，「顔の表情：55％，声の質（高低），大きさ，テンポ：38％，話の内容：7％」という実験結果を発表している．

したがって，明るい挨拶に，明るい笑顔を添えることで，患者に与える印象はさらによくなる．表情やしぐさを上手く活用して患者とのコミュニケーションを良好にしたい．

ⓓ 身だしなみ

訪問する際の身だしなみで心がけるべき注意点としては，ネームプレートの着用，髪型（寝癖などを含む）や髪の色（過度の着色など），過度の化粧や派手なアクセサリーを着用しないなどは，薬局での窓口業務を行う際の注意点と共通点が多い．

また，在宅ならではの注意点もある．居宅訪問では，白衣を着ないケースが多い．患者家族からも，近所の目を気にして「白衣は着ないで来てほしい」という要望が出るケースもある．薬局での業務では白衣を着用しているので，ある意味，それだけで薬剤師という印象になるし，信頼感や清潔感も伝わりやすい．しかし，上記のように，白衣ではない服装で訪問する場合には，注意が必要である．特別スーツを着る必要もないし，逆にポロシャツなど，ラフな格好の方が好まれる場合もあるが，いずれの場合にも，清潔感を失わないようにしたい．また訪問時，靴を脱いで上がるケースも多いので，靴下に関しても清潔感を失わないように気をつけたい（**図V-2**）[1]．

文　献

1) 大澤光司：ファーマエッセンス Vol04, 企画・制作：ターギス株式会社, アボットジャパン株式会社, 東京，2012.

〔大澤　光司〕

3 在宅訪問における薬剤師の役割

Ⓐ 薬剤師の重要な役割―3つの視点

在宅医療における薬剤師の役割の基本は「薬・患者・多職種連携」の3点であると考える（図V-3）．

ⓐ 薬―調剤および服薬管理支援―

処方せんを受け取り後，処方監査から始まり調剤に至る．処方監査の際には重複，相互作用，併用禁忌，アレルギー，肝腎機能などさまざまな観点から薬剤の選択に不備がないかを考える．調剤の際は単なる一包化ではなく，患者の身体や認知機能に応じた管理方法を模索し，管理と服薬の両方のしやすさを考えることが重要となる．

ⓑ 患者―服薬後の体調チェック―

服薬がきちんとできるようになれば，次に患者の体調をチェックしつつ，薬効評価と副作用モニタリングを行う．このとき，薬効や副作用を考えることに加え，ADLやQOLに薬が悪影響を与えてはいないかどうかを考えながらモニタリングすることが大切である．

ⓒ 多職種連携

「患者の手元に届け，一般的な説明をして終わり」などという訪問では在宅

ⓐ 薬	ⓑ 患 者
剤型，調剤方法，管理方法の選択	ADL，QOLへの影響 薬効評価，副作用モニタリング
まず，安全にきちんと飲めるように考える	きちんと患者に向き合い継続してチェックを行う

ⓒ 多職種連携

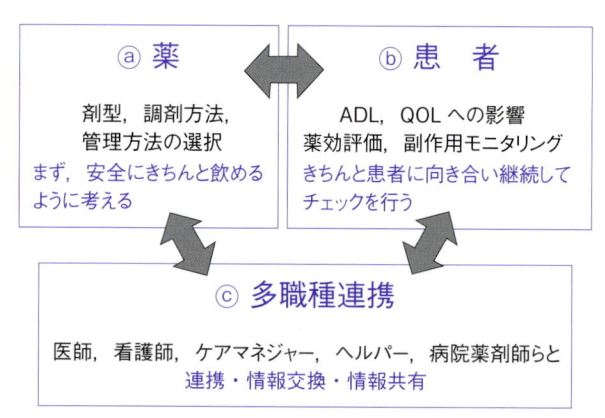

医師，看護師，ケアマネジャー，ヘルパー，病院薬剤師らと連携・情報交換・情報共有

図V-3．在宅訪問における薬剤師の役割―3つの視点

医療チームの一員にはなれない．服薬管理支援のポイントおよび患者の体調チェックの結果は，多職種と共有することが大切である．多職種が多面的に患者にかかわり，得た情報を共有することでチームとして医療・介護が提供できる．

医師およびケアマネジャー（介護認定されている方の場合）に対しては，情報報告の義務がある．さらに，訪問看護や訪問介護の方々がかかわっていることがわかれば，連携と情報共有を進んで行うことが患者のためになることは間違いない．まずは，薬剤師から情報提供していけば，向こうからも情報をもらうことができるようになる．この時，患者宅に置いた介護ノートが有効である．急ぎの内容は電話やFAX，eメールなどを用いて伝えるとよい．

また，病院薬剤師との連携も想定しておく．ツールとしてはお薬手帳への書き込みが便利である．調剤方法，管理方法，オピオイドの使用状況などを記しておくことで，再入院後の病棟業務などに役立つ．

そして専門職と連携するだけでなく，家族，ご近所の方々，民生委員，配食サービス会社と連携し，服薬への声かけなどを行うこともある．つまり地域のなかで幅広い視野をもつことが重要なのである．少々手間と思っても多職種連携を意識することで，薬剤師だけではできなかった服薬管理支援が実現する．そのためには，やはり患者の居住地である地域をよく知る地域の薬局薬剤師が担当することが望ましいと考える．

Ⓑ 玄関先だけの訪問にしないための考え方

訪問したものの，玄関先で家族に薬をお渡し，結局患者のベッドサイドまで行かずに終わる訪問があると聞くが，患者に会わずに帰るというのは明らかにおかしい．きちんと患者に会って指導などを行うべきことがある．自分が担当する患者であるという責任感があれば，会いたくて仕方がないのが普通ではないだろうか．自覚をもって玄関先から患者のベッドサイドまで行くべきである．

脳梗塞後遺症，認知症などが原因で会話が成立しないから，会っても仕方がないと考える薬剤師はおそらく「聞き取り」，「説明」を想像しているのではないだろうか．会話によって得られる情報だけがすべてではない．会話がなくとも会うことでチェックできることが多くある．五感をフルに使って薬効評価と副作用モニタリングを行うのである．

そしてもう1つ．患者への自己紹介を対面できちんと行い「私が責任をもってお薬のことを担当させていただきます」と患者に伝え，安心感をもってもらうことも重要である．これらのことを強く意識し，玄関先で家族の方に対して「○○さん（患者の名前）にお会いしてご挨拶させてくださいね」と笑顔で率直に申し出てみてほしい．きっと会えるはずである．

〔川添　哲嗣〕

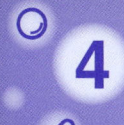

4 訪問薬剤管理指導の流れ

Ⓐ 調剤→訪問→情報提供，報告，連携の流れ（図Ⅴ-4）‧‧‧‧‧

ⓐ 訪問指示

　在宅患者訪問薬剤管理指導／（介護予防）居宅療養管理指導（以下，あわせて訪問薬剤管理指導）を実施（算定）するには，通院困難かつ在宅療養している患者で，医師の指示があり，患者，家族の同意がある方に限られる．処方せんや指示せんに「訪問指示」が記載される場合が多いが，口頭指示でも構わない．口頭での指示の場合は，その旨を管理指導実施の記録に残しておくとよいだろう．

　在宅業務に至るケースとして，薬局来局時に薬剤師が問題点を見出し医師に訪問の必要性を伝えるケース．ケアマネジャーや，ほかの職種から薬剤師の必要性を指摘されて開始するケース．そして退院に際して医療ソーシャルワーカー（MSW）から退院時共同指導への出席依頼があって開始となるケース，などがある．

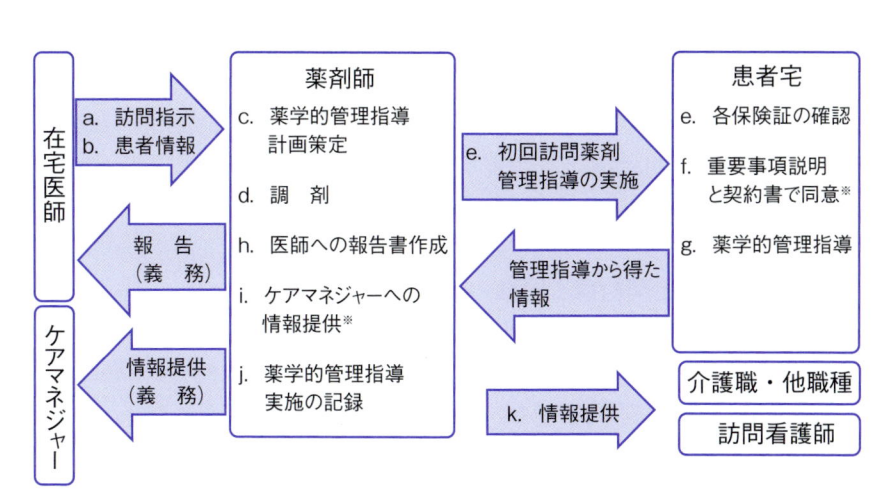

図Ⅴ-4．訪問薬剤管理指導の流れ

※：iおよびfは在宅患者訪問薬剤管理指導料算定時は不要．

医師からの訪問指示をまつだけではなく，薬剤師自ら在宅業務について地域住民や他職種の方々に理解していただくために努力し，日頃から他職種の方々と良好な関係を構築しておくなど積極的な行動が大切である．

ⓑ 患者情報

訪問薬剤管理指導を開始するに当たって，患者の既往歴や病状，処方内容，身体・介護状況など医師からの患者情報があると，薬学的管理指導計画の作成や初回訪問時に非常に役立つ．ただし，医師による情報提供の義務はないため，こちらから積極的に情報提供を依頼するとよいだろう．情報提供が得られない場合や，情報が少ない場合は，調剤する前に患者宅を訪問し，自ら情報収集することをお勧めする．

ⓒ 薬学的管理指導計画書

訪問薬剤管理指導実施前に，薬学的管理指導計画書を作成しなければならない．計画書は，医師からの情報と自身で訪問して得た情報に加え，看護師やケアマネジャーからの情報をもとに，薬剤の管理方法や処方薬の副作用や相互作用を確認したうえで，実施すべき指導内容や訪問回数，訪問間隔などを記載する．計画書は処方薬の変更や，他職種からの新たな情報を得た際には，適宜見直しが必要であり，少なくとも月1回は見直すこととなっている．

ⓓ 調　剤

上記で得た情報から，患者の状態にあった服薬方法や，管理方法を考慮して調剤する必要がある．

ⓔ 初回時の訪問薬剤管理指導の実施

まず，患者の健康保険被保険者証，介護保険被保険者証を確認する．とくに，介護保険被保険者証は「被保険者番号」，「保険者・保険者番号」，「要介護状態区分」，「認定日・認定の有効期間」，「居宅介護支援事業所」を確認し，控えておこう．

ⓕ 重要事項説明と契約書で同意

（介護予防）居宅療養管理指導費（区分：介護保険）算定の場合は重要事項説明書を用いて，サービス内容を患者・家族にわかりやすく説明する必要がある．契約書も必要な部分を説明し，書面で同意を得なければならない．

在宅患者訪問薬剤管理指導料（区分：医療保険）算定の場合は，必ずしも重要事項説明や契約書での同意は必要ないが，重要事項説明書に準ずる文書を用いてサービス内容を説明し，同意を得ておくとよいだろう．

ⓖ 薬学的管理指導

薬学的管理指導業務は，前もって立てた薬学的管理指導計画をもとに実施される．患者の疾病や病態によって必要とするケアや管理指導の内容も変わってくる．

1) 一般的な在宅患者の場合
- ・患者宅への医薬品・衛生材料の供給．
- ・服薬状況と保管状況の確認．
- ・残薬がある場合は，原因は何かを調査し改善策を講じる．
- ・副作用などのモニタリング．
- ・食事，排泄，睡眠，運動，認知機能などを確認し，薬の影響をアセスメントする．
- ・医師への処方支援と適切な処方提案（残薬から処方日数の変更など）．
- ・医療廃棄物の処理．

などが主な業務になる．

2) がんの末期や緩和医療の患者の場合

上記に加えて，
- ・麻薬の服薬管理．
- ・疼痛管理への関与．
- ・患者，家族に対しての心のケア．
- ・未使用麻薬の処理．

などが主な業務になる．

ⓗ 医師への報告書作成

訪問管理指導を実施した後は，医師にその内容を書面で報告しなければならない．報告文書に決まった様式はないが，薬の服薬状況や管理状況，家族からの質問や対応など薬学的管理指導の内容を報告する．

急を要する場合は，電話や直接医師に面会して報告するとよいだろう．この場合も，後に報告書を提出する必要がある．

ⓘ ケアマネジャーへの情報提供

（介護予防）居宅療養管理指導を実施した後，ケアマネジャーに対してケアプラン作成に必要な情報提供をすることが必須である（提供方法の規定はない）．また，他職種との連携が円滑にいくように薬剤師の訪問計画も必ずケアプランに記載してもらおう．

ⓙ 薬学的管理指導実施の記録

通常の薬歴に記載すべき事項に加えて以下の記録が必要となる．
・訪問の実施日，訪問した薬剤師の氏名．
・処方医から提供された情報の要点．
・訪問に際して実施した薬学的管理指導の内容．
・処方医に対して提供した訪問結果に関する要点．
・医療関係職種から提供された，情報の要点および医療関係職種に提供した，訪問結果に関する要点．

ⓚ 他職種への情報提供

医師，ケアマネジャー以外にも，かかわっている他職種には必要に応じ情報提供をしておくことが求められる．他職種と連携を密にすることで，患者に対して，よりよい在宅医療が提供できる．

〔木村　雅彦〕

5 服薬管理支援のポイント

　現在，われわれ薬剤師が患者宅を訪問する必要性を感じたり，家族や他職種から薬に関する相談・訪問依頼を受けたりする場合はコンプライアンスの問題が発覚した場合が大多数である．
　それは患者本人の用法用量の勘違いや，病識・薬識不足や家族のなかでの疎外感による治療・服薬意欲の低下，副作用経験による薬への不信，嚥下能力の低下，味や舌触りなどの嗜好の問題，顆粒薬と義歯の問題，そして生活リズムと用法の不具合が原因の場合など個々さまざまなケースがある．
　それらのケースのなかで，高齢化や身体の障がいなどによる生活動作機能（ADL）の低下時や軽度の認知能力の低下時においては，自助による服薬を可能にするための服薬支援ツールが役立つ場合が多い．
　今後の高齢人口の増加に伴う障がい者や認知症人口，また独居や老老介護・認認介護・2世代2人世帯などの増加を考えたとき服薬支援ツールの必要性は，ますます高まってくると考えられる．

A ツールによる服薬支援が必要となる場合

先に述べたように服薬支援が必要なケースは大きく次の2つの場合がある．
①高齢化や身体の障がいなどによる生活動作機能の低下した場合．
②軽度認知症による記憶障害，見当識障害，理解・判断力障害，実行機能障害などの中核症状のうち主に見当識障害が現れた場合．
　この2つの場合は，患者本人の自助を可能にすることが主な目的であるが，別の視点から分類してみると次の2つの視点も必要である．
①患者自身の自助よる服薬を可能にするため．
②家族を含めた介護者が間違いなく服薬の援助ができるようにするため．

B ADL 低下時でのツール対応

　ADL 低下時で考えられる服薬上の問題点と，対応ツールの例が表V-1 であ

る．これらは，固定，摩擦力，テコの力などを利用したツールであることがわかる．

　市販されている用途外のものでも利用できるものはさまざまあり，患者の個々さまざまな状況を思い考え工夫することが必要である．たとえば背中に軟膏を塗るツール1つをとってみても，患者の腕がどこまであがるのか，筋力はどれくらいあるのかなど考え，長さや曲がる角度などを工夫し，実際に試してもらい，慣れてもらうことも必要となってくる．いい換えれば患者の残存能力を考え，対応ツールを探したり，改良したり工夫して作ったりすることも必要となってくる．

● 軽度の認知能力の低下時でのツール対応

　軽度の認知能力の低下時で考えられる服薬上の問題点と対応ツールの例が**表V-2**である．重度の認知症の場合は，基本的には患者本人の自助での服薬はほぼ困難である．その場合は，家族や介護者などの支援による服薬となるが，その介護者への支援という意味でも服薬カレンダーなどの分類・区分けツールは有用である．

　ここで，服薬カレンダーを例に述べたい．服薬カレンダーは多くの種類が市販されている．代表的なものは，曜日表示の1週間用4列7段，2週間用4列14段，日付表示も可能な4列8段，5列8段と1ヵ月用の7列5段がある．それぞれ用途にあわせ曜日や服用時点がすでに表示されている．しかし，患者に必要な区分方法はさまざまである．もともとの表示に惑わされることなく，ラベルテープなどで表示替えをすることによって，患者に必要な服薬カレンダーを作ることができる．たとえばラベル表示を，「朝，昼，夕，寝る前」→「朝食前，朝食後，夕食前，夕食後」や「朝8時，正午，夕4時，夜8時」などである．また4列を2枚つなげて1ヵ月用にするなど，ちょっとした頭の切り替えで，患者に必要な服薬カレンダーに変えることが可能となる（**図V-5**）．

● 成分や製剤特性への配慮

　ここで，服薬支援において注意すべき点の1つに，成分や製剤特性への配慮がある．たとえば一包化1つにしても，PTP包装や遮光瓶から出すことにな

表V-1. ADL低下時での対応ツール

生じる問題	対応ツール製品名や工夫
運動機能低下・障害	
PTP包装から出せない	トリダス，プッチン錠
一包化の袋を開封できない	テーブルガイドつき電動レターオープナー 一包化の袋固定台とはさみ
錠剤を半分に割れない	薬の錠剤カッターなど
薬をつかめない・こぼす	一包化と電動レターオープナーと 舟形バランスディッシュ・お盆の利用
容器のネジ蓋を回せない	Gらくらくオープナー，ボトルオープナー らくらく実感オープナー，押し込み式タオルホルダー 軟膏類であればワンタッチ式容器への移し替え
軟膏を搾り出せない	軟膏絞り機，らくらくシボリー， 歯磨き粉チューブ絞り器を使い手づくり器具作成 ワンタッチ式容器への移し替え
坐剤を包装から取り出せない	厚紙，ダンボール紙へのホチキスでの固定
缶のプルトップを開けられない	らくらく実感オープナーなど
点眼ができない，点眼位置まで腕が上がらない	ニューらくらく点眼，参天製薬点眼自助具， 割り箸手づくり点眼自助具
背中などに湿布が貼れない	ハップ剤専用とテープ剤専用「腰貼りボード」（久光頒布品）， しっぷ貼りひとりでペッタンコ
背中などに軟膏を塗れない	ママの手，軟膏ぬりちゃん，背中ぬりっこ 曲がった長い柄の先にシリコン製料理用へらを装着
坐剤を挿入できない	坐剤挿入自助具各種（かなり使用が難しい）
インスリン注射が打てない	自助具なし，介護者依存 現在，握った手が滑らないようにする自助具の工夫 注射針の装着時の注射器固定用具の工夫
インスリン注射時部位の皮膚を摘まめない	中型の布団はさみの利用
視覚障害	
薬の識別が難しい，できない	一包化のヒートシール部分の切れ込みの工夫， 識別シール，点字シール，用法別異形容器の利用
インスリンの単位メモリが識別できない	インスリン注射剤のイノレット®の単位固定具トマレット， ややみえる場合はメーカー頒布の拡大鏡利用 使用単位数の数値位置に細い針金（ステープルの針など）を接着
聴覚障害	
説明が聞こえ難い，聞こえない	ボイスメッセ，手づくりホース電話，小型ホワイトボード， iPadアプリの「筆談パッド」または「こくばん！」の利用
嚥下・摂食障害	
錠剤，カプセル剤が飲めない	剤形の変更，簡易懸濁法， 粉砕（錠剤スマッシャー，ピルクラッシャー，らくラッシュ）， 各種とろみ剤
義　歯	
顆粒薬などが挟まる	水オブラート利用，らくらく服用ゼリーなど各種ゼリー

表V-2. 軽度の認知能力の低下時での対応ツール

生じる問題	対応ツール製品名や工夫
服薬そのものを忘れる	方法なし，現在は介護者依存
インスリンの単位がわからない	イノレットの単位固定具トマレットの利用 多くは方法なし，現在は家族や看護者依存
多種の薬で間違う	一包化 服用時点毎色分け薬袋使用 色識別服薬カレンダー使用
日・曜日や用法がわからなくなる	8段色識別服薬カレンダーを使用し日付を表示．特殊薬袋の利用 大きな日めくりに一包化薬を貼りつける
日にちの確定認識ができない	日めくりや日付を表示した服薬カレンダーに隣接してデジタル暦を設置し，日にちの確定認識をしてもらう
通所，ショートステイ外出時に持参していく薬がわからない	メディポシェットなどの区分された少ケース 葉書整理用ファイル CD整理ポシェットなどの利用
服薬したかどうか記憶が薄れる	①服薬カレンダーへ服用後の一包化包装袋をもとのポケットに戻す方法 ②服薬チェック表やチェック表つき薬袋の利用

るわけで，光，湿度に弱い薬品は一包化したものをそのまま服薬カレンダーに入れ，患者宅の壁面に吊るしておくわけにはいかない．そのためには一包化したものをさらに遮光袋や防湿・乾燥剤入りの袋に入れるなどの必要が出てくる．また，この乾燥剤を間違って服用しないよう防湿袋の内側に乾燥剤をしっかり貼りつけるという工夫も必要となってくる．

Ｅ 情報の収集

服薬上の個々多様な問題に遭遇したとき，その患者の，支援目的に沿ったツールが市販されていることはない場合が多いと思ったほうがよい．用途は全く別であっても，「アッ！ あれが使える」，「あれとこれを組み合わせれば可能になる！」というアイデアや発想は，普段からの情報収集によることが多い．その情報収集に最適な場所として，ホームセンターや100円ショップ，DIYショップ，文房具店，電気店などがある．買い物だけでなく，ついでに店内にどんな用途，形状のものがあるか頭に入れておくことがとても重要で，後で役に立ってくるのである．

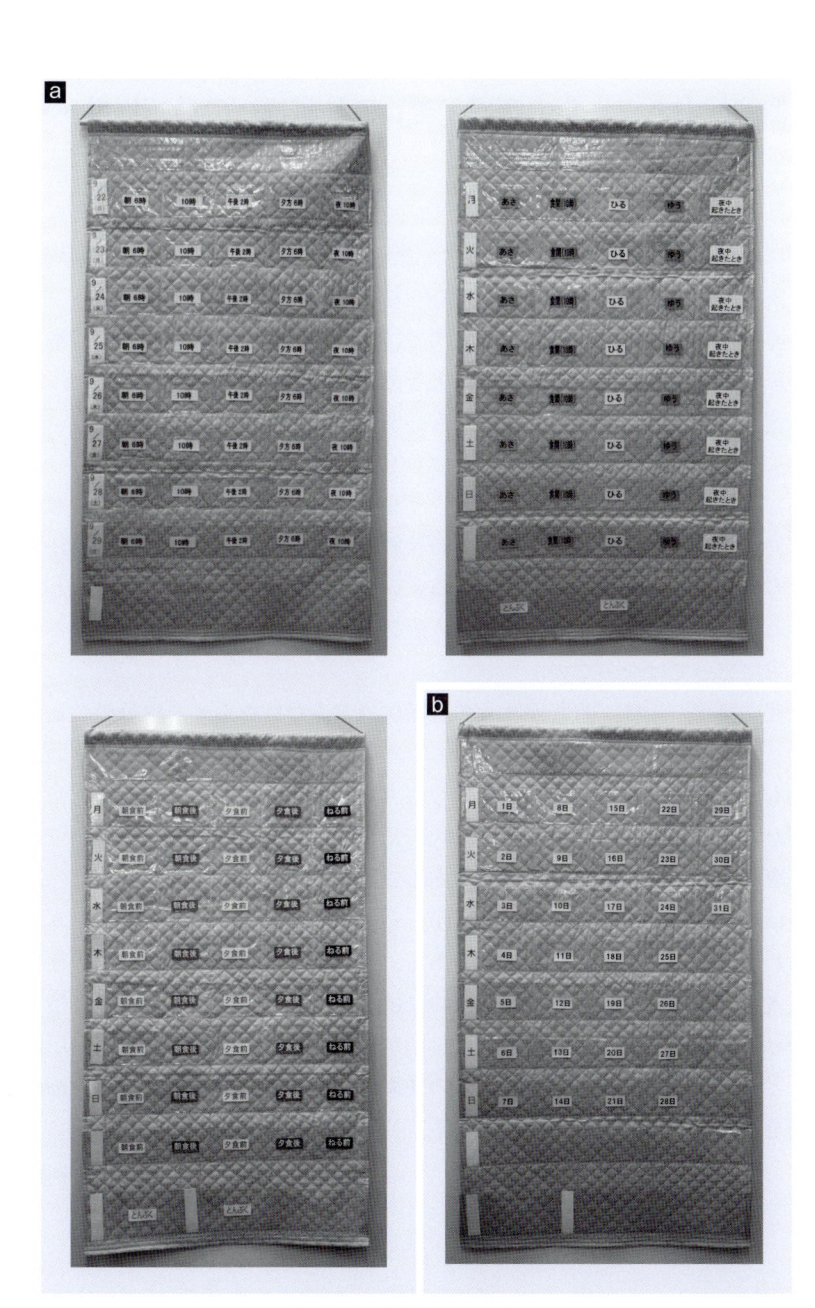

図Ⅴ-5. 服薬カレンダー
a : パーキンソン治療のように1日何回か.
b : 1ヵ月分の服薬カレンダーとしても使用できる.

❻ 個別配慮とツールの限界，そして他職種への情報提供 ‥‥

　もう1つ服薬支援において注意すべき点は，先にも述べたように個別配慮である．ある患者にはこの方法がうまくいったからといって，同じようにみえる患者にうまくいくとは限らない．また，患者が今までやっていた方法を尊重し，取り入れていくことも考えなければならない．

　このように患者の生活環境や家庭内での動き，残存能力をじっくり観察し，その患者に真にあった方法を考え工夫していかなければならない．また，ツールの使用に当っては訓練による慣れも必要となってくる．うまく使えないからとすぐ諦めず，何度も試してもらう場合もでてくる．

　そして，ツールによる自助により，うまく服薬が可能になったとしても，そこで終了ではない．残念ながら患者の状態は日々変化し，多くは運動，認知機能ともに低下していく．安心しているといつの間にか残薬の山ということになりかねない．そのツールの使用により服薬がうまくいっているのかどうかの観察を常に怠ってはならない．

　服薬支援ツールは，患者が「人の世話にできるだけならず，自分のことは自分でしたい」という想いを具現化するために有用であることは間違いないが，限界も頭に置いておかなければならない．

　寝たきりになってしまったり，認知症状がかなり進むと，服薬において他者の介護なくしては無理という段階がある．とくに注意が必要なケースは，運動機能は残存していて認知機能の低下が，週1回程度訪問する部外者からみた目ではわからないが進んでいる場合である．このような場合において誤服薬による重大な有害事象を発生させないためには，他職種との連携による密な情報共有がとても大切である．そのためには薬剤師側から服薬支援のツール使用開始時などにも，他職種にもツールやその使用時の写真を添付するなどきめ細かい情報を提供していくことが大切である．

〔金井　秀樹〕

6 在宅患者の体調チェックポイント①

A 「望ましい効果」と「望まざる効果」

　薬剤師として介入する以上，対象となる患者には何らかの薬剤が処方されているはず（必ずしもそうとはいえないケースもあるが）．薬学管理を実践するうえで薬剤が患者に与える影響について考察し，本人はもちろん，医師をはじめとした関係者に対して提言を行うことは外来調剤においても同様のことである．ではその影響とは何か．

　きわめて大局的な考えだが，何らかの薬剤を患者に使用した際，そこには「望ましい効果」と「望まざる効果」が現れる．後者のなかには効果がなかったというものも含まれる．いわれてみれば当然のことだが，われわれ薬剤師は対象となる患者に起こり得る，これらの可能性を推測し，ときにその対策を講ずる．しかし現実においては，「予想される薬理作用が発揮されたが軽微な副作用も確認された」，「作用は発現していないが，副作用もない，もう少し様子をみたら薬効も出るかもしれない」，「ときどき飲み忘れているようだが薬効は期待どおりに発揮されている」，などと画一的な状況にならないことが多い．薬剤のアセスメントは単純に薬効の有無だけでは判断できない．在宅医療において患者の生活環境，心情，家族の意思，介護力などを垣間みたうえでは，なおさらその判断は複雑である．本稿では患者自身を，また患者・家族の暮らしや希望を中心とした場合に，薬効をどうモニタリングし，また評価するかについて記述する．

B 「からだ」と「こころ」，そして「せいかつ」

　入院・外来に続く，第3の医療として捉えられる在宅医療だが，入院中のように24時間管理ということが現実的に困難である状況下で患者を観察して行くためには，計画的な管理方法を熟考し関係者と連携，つまりチームで実践して行く必要がある．一方，薬効・副作用は明確に顕在化していないことがほとんどであり，また他職種においては知られていない兆候・現象も多々存在する．

処方薬剤をあらかじめ分析のうえ，推論を立て（ただし偏執せず），モニタリングに当たることが望ましい．知らなければ気づくことはできない．人・生活の観察から入るべきだが，薬剤師としてこの土台は必要と心がけている．

ⓐ 観察（からだ，こころ，せいかつ）

1）からだ

薬剤管理を契機とした居宅介入がほとんどであるため，患者の身体状況の把握は重要である．生きている以上，心と体は１つであり，心因的な変化がバイタルサインに現れることも少なくない．また，これらが生活に影響することも多い．ただし，薬剤師がその体調変化を観察するうえでは，現在のところ「目的を明らかにしておくこと」を強調しておきたい．多くの患者，家族，医師・看護師をはじめとする関係職種であっても，いまだ薬剤師の仕事は「薬をもって来てくれる人」という印象をもっている．服薬指導に続いて，「だからこの薬を飲んでいただくあなたの体の変化，気持ちの変化をきちんと知ったうえで，薬がうまく生活の助けとなるように，私も考えたいのです」などと伝えるよう心がけている．処方薬にかかわらず，血圧・脈拍，手指・下肢・口腔内の状態は最低でも観察するようにしている．

ⅰ．血圧・脈拍

高齢者に多く処方される降圧薬，薬効評価はもちろんだが，コンプライアンスの指標にもなり得る．脱水・便秘症でも変動する．日内変動にも留意したい．具体的には訪問時に測定し，その日時を含めて血圧手帳などに記録して，主治医や看護師，介護従事者らと情報を共有する．薬剤の追加・増量時には薬効の安定する期間の予測を血圧手帳にメモ書きとして残している．

ⅱ．手指の状態

爪・皮膚の性状，血行，指の動き，握力などは薬効・副作用にかかわる．活動量に影響を及ぼす薬剤，またステロイドのように強い筋肉異化亢進作用を有する薬剤においては２週間以上の連用時において，サルコペニア（筋肉減少症）の原因とならないよう留意している．栄養状態も大きく関係するが，こういったモニタリングは在宅医療でなされていないケースが多く，長期的な介入が予測される場合には上腕周囲長（arm circumference：AC）・上腕三頭筋部皮下脂肪厚（triceps skinfold：TSF）の測定も同時に行うことで，上腕筋囲長（arm muscle circumference：AMC）および上腕筋面積（arm muscle area：AMA）が求められ，栄養評価を含めた全身状態の把握としている．

iii．下肢の状態

主に浮腫の有無だが，下肢疼痛の程度や冷感の有無なども薬効にかかわっている．下腿周囲長（calf circumference：CC）は体重や活動性などと関連が高く，主に高齢者を対象とした栄養評価方法として知られる，Mini Nutritional Assessment®-Short Form（MNA®-SF）にも適用されている．

iv．口腔の状態

口腔内乾燥の副作用は非常に多く，味覚異常の原因にもなるほか，歯周病や義歯の不具合にも関連する．また口内残渣などを観察し，摂食・嚥下機能への影響を考察する．時おり経験する口腔ジスキネジアは遅発性であるが，それゆえに家族だけでなく医療関係者も気づいていないことが多い．原因薬剤を中止した後も長期間続くことも多いが，なるべく早期に発見し，対処することで会話や咀嚼運動などの生活機能が改善することが見込める．

v．その他

このほか，処方される薬剤に応じ，肺・腹部の所見やSpO_2のモニターデータを確認することなどを考慮しているが，すべてにおいて論じることは困難であるため，いくつかの薬効群について，表にまとめた（**表V-3**）．

実際には患者個々の体質・既往歴・生活状況などによって予測される薬効の変動，副作用は千差万別である．また，薬の有無いかんで取得するバイタルサインの情報を選択していては後手に回るほか，比較ができない以上その情報は無益となる．もしフィジカルアセスメントを在宅業務のなかに取り込んでいこうとするのならば，常日頃から患者の価値観・性格・生活状況とあわせて一様に取得しておくことが望ましい．もし自ら得ることが困難であっても，医師や看護師からそのような情報を聞き出すことから始め，患者の身体状況に普段から興味をもっておくとよい．

2）こころ

心の変化はコミュニケーションで把握している．主にオープンクエスチョンで，限定的な質問はさり気なく，互いに動作中であるときなどに行う．認知症患者に多い「取り繕い」は，その際に挙動に変化があることが多い．顔・目を見て互いに表情を感じながら会話を進めて，その心の在り様を掴めるよう心がける．注意したいのはその把握がきわめて個人的な印象にすぎないということで，同じ会話を聞いていても家族や他職種の意見は異なる可能性もある．後述するが，自身が感じた印象を評価として決めつけない心構えも重要である．

表 V-3. 薬効群別にみた身体所見による薬効評価の例

薬効群	モニタリングの例・留意点
緩下剤・下剤	腹音を聞き，蠕動音やガスの貯留などを確認することもある．数日間排便が確認されていない場合には下腹部に便塊が触れることもあり，本人・家族をはじめとする介護者の訴えと合わせて便の滞留を推測する．腹部に触れるのは腸蠕動が刺激されるため最後に行う．蠕動音が消失または減弱（1分間に1～2回）しており，便の滞留の可能性が高いのであれば頓服の下剤の使用タイミングを介護者に指導するか，医師・看護師に指示を仰ぐなど適宜対処する．同時に薬剤が関連していないかを考察しておくことも忘れてはならない．なお，腹部に触れるのは大動脈瘤が確認されている患者に対しては無理に行うべきではない．このように注意事項がないか医師または看護師とあらかじめ情報共有しておくことが望ましい
喘息治療薬	テオフィリン製剤の内服状況や吸入薬の適正使用，両者の薬効発現の有無の確認には喘鳴の確認など目・耳での観察や聞き取りによるものが主体であるが，訪問時には呼吸音を聴取して連続性ラ音（いびき音：ゴーゴー，笛音：ピーピー）の有無や，呼吸機能を客観的に評価できるパルスオキシメータによるSpO_2測定値を記録として報告している．たとえば，医師から報告された活動性の低下（ディサービスに行かない，横になっている時間が長くなった）が薬効低下からなのか，副作用からか，疾患性など別の原因からか．正解でなくともこれに対して薬剤師がどう意見するか．「トイレ移動の後の呼吸音は普段と変わらないようですしSpO_2にも異常な変動はみられません．喘息治療薬のほかの線で疑ってみようと思います」．これだけでもひとまずよいはずだ
オピオイド	主に副作用の面でバイタルサインをモニタリングしている．もし開始当初から介入できているのであれば体質的な便秘傾向の有無とともに腹部の状態を確認しこれを継続するが，排泄の有無や腹部の違和感（早期膨満感，嘔気，腹痛）は聴きとりで十分足りる場合も多い．イレウスは患者の訴えで判明することが多く，日々の観察よりも，むしろ患者本人・介護者との連携，服薬指導が重要だが，蠕動音の変化や腹圧などをはじめとする腹部の状態により，便秘症状の兆候または増悪の可能性が考えられた場合には，進んでその対策を医師や看護師に提言することもある．また，オピオイドの持続注射を施行している際には，患者の痛みの忍容性によっては過量となりやすいためSpO_2の測定や呼吸動作，意識レベルの確認を毎回実施することにしている
抗がん薬	皮疹の有無，下腿浮腫，下痢症状などみるべき点は非常に多いがそのなかでも薬剤性肺障害について重要視している．処方せんでは交付されずに在宅医が毎回注射していたり，病院で投与されていたりするケースも最近は多く，今後幅広い知識と病院内外での連携が必要になると思われる．薬剤性肺障害はすべての抗がん薬に起こり得るが，在宅介入している場合には，安静時と労作時のSpO_2の測定，ならびに肺音の確認はできるよう，患者本人・家族，また医師に訴えている．この詳細は日本呼吸器学会の薬剤性肺障害のガイドラインなどを参考としていただきたい
その他	向精神薬，抗コリン薬の長期使用例では便秘症が予想されるため，初見の患者では日常の排泄状況や体質の聴きとりとあわせ，可能な限り複雑音の確認を実施している．また，誤嚥性肺炎の既往歴を有するケースでは食後や内服後の嗄声の有無やSpO_2測定値の変化を指標として関係者とモニタリングを継続し，必要に応じて嚥下機能に則した剤形・内服方法であるかの検討を，言語聴覚士をはじめとする他職種とで行うこともある

3）せいかつ

　生活環境や患者の生活そのものを観察できるということは，入院・外来にはない在宅医療の最大の特徴であり醍醐味ともいえる．薬効は患者の生活，ひいては人生を支えるためのものでなければならない．服薬状況はもとより，安全確実に薬剤を使用できる環境にあるのか（きちんと整理されているか，使用しやすい場所にあるか，など），食事摂取状況，排泄，日常生活における自立性を観察する．たとえば切迫性尿失禁に対する治療薬が処方されていればトイレ付近など家屋内の尿臭，ベッド・布団のシーツの状態などを観察，動作や意識に影響する薬剤であれば食事をする場所付近の床の食べこぼしの跡や，新聞など普段よく手にするものの片付け，また置き場所の変化などにも気を配っている．薬効や副作用発現の結果が最終的に普段の生活状況に影響されることはけっして少なくない．このほか，飲水量や食欲の有無，食事の嗜好などについても時間を許す限り聴取しているが，たとえば食欲は限定的な質問とするとはっきりした回答を得られないことが多いので「最近食べたいものはありますか」などと質問し，本人の生活意欲にかかわるような内容にしている．

ⓑ 観察のインプットとアウトプット

　日常を知ってこそ，日々の連続した観察は気づきや評価へとつながる．発疹や下痢症状，痛みなど，明らかなケースを除き，薬剤の薬効・副作用に対するアセスメントは長期的な視点のもとで行われることが多い．また毎日訪問している例などはまれであるため観察に関する情報は，家族や関係職種と共有することで，その断続性を補う．通所介護での体重測定や入浴時の全身状態などはわれわれ薬剤師が自ら行いがたい観察である．またコミュニケーション上の評価などは個人の価値観が含まれるため，共有のうえで擦りあわせておくほうがよい．日中に訪問している際は穏やかでも，夕方～夜間に訪問するヘルパーや，訪問看護師には別の顔をみせていることもある．自ら得た情報を他者の情報・意見と擦りあわせたうえで最終的に判断することが望ましい．また支援者個々人の勧奨の断続性を関係者同士で補う形でインプットし，そのうえで自らの意見をアウトプットとすることで，互いの関係性はより深まる．

ⓒ アセスメント

　前述の手段を経て，薬剤師職能に基づいたアセスメントを実施する．薬効の顕現・維持や副作用症状の兆候や発現に関し詳細は成書に譲る．こと在宅医療において，その評価は本人の実生活や健康状態にどのように影響しているかに

ついて，繰り返しになるが，単に薬効発現の有無だけに考えを留めず，身体機能や生活面を考慮し，そのうえで関係職種へのアウトプットとしている．血圧や脈拍，SpO_2，慢性閉塞性肺疾患（COPD）における一秒率，体重やBMIなどは評価の材料として重要である一方，患者の生活・個人の幸福感がいか程であるかについて常に考えるよう心がけている．巡り巡ってくるもので，こうした意識が患者への関心を高め，普段の観察力が向上し，薬効・副作用の有無の判断をよりよいものとしてくれる．「How To」に執心し機械的に日々の業務に当たっていると気づかないことも多く，学ぶことも忘れ，モチベーションの維持もままならない．「患者さんこそが最大の師」といわれるゆえんと考える．

ⓒ 川の流れる風景

　一本の川があるとして，そこに船を浮かべて大海原に運び出そうとする．川には中州があったり岩があったり，流れの緩急があったりと目的地までそう簡単には辿り着けそうにない．この障壁に対処し，船（患者・家族）を支援するのが在宅医療である．川の流れは患者の生活であり，人生である．岩（副作用）ばかりをみていては，流れに気づかず座礁する．岩があっても船の進行の妨げになるとは限らない．流れの緩急をコントロール（薬による疾病管理）しようと執心するあまり，船の負担が増すこともある．薬剤師として，使用される薬剤のモニタリングを実践するうえでは，この川全体を客観的に見据える必要がある．薬剤のトラブルは主に水面下で起こり得る．薬の効果という普段みえない現象を推論し，それに基づきモニタリングを継続，ときに対処方法をも提供する．きわめて抽象的なものいいであったが，薬効・副作用の有無の発見は重要であるにせよ，けっして業務における至上の結果ではないこと，また生活と人生を観察することが患者・家族に対する関心を身の内で高め，薬効評価の精度をより高めると考えている．

〔豊田　義貞〕

7 在宅患者の体調チェックポイント②

A ヘルスアセスメントが重要

まず重要なのは,「最終的に何を評価するのか」という点である．ここで「ヘルスアセスメント」という考え方を取り上げたい．実は医師や看護師も重要視しており,フィジカルアセスメントはこれに含まれた1つの要素として考える．ヘルスアセスメントの構成要素は身体・精神（心理）・社会の3因子である．つまり体調チェックは身体状況だけで判断するものではないということが大前提となる．

たとえば降圧薬の薬効がきちんと出て,身体的には血圧が落ち着いたとする．しかし身内の死亡による心理状況の悪化や,引っ越しなどによる社会的環境の変化によって血圧が大きく影響されるとすれば,これらを総合的に判断していくことが大切であることは容易に理解できるはずである．

B フィジカルアセスメント

ヘルスアセスメントの一要素であるフィジカルアセスメントは,主観的情報と客観的情報を統合して考える．ここではあえて医師が行うものを整理しておく．薬剤師がこれらすべてを侵襲的に行うことは医師法に抵触することがあるので注意されたい．

ⓐ 主観的情報

いわゆる問診である．患者や家族の訴えによる情報である．質問したことに対する答えも患者や家族の主観が入るので必ずしも客観的情報とは限らない．

ⓑ 客観的情報

1) 器具を用いるもの

血圧,呼吸回数,SpO_2,脈拍,体温がある．それぞれ難しい扱いのものではない．

```
5
+   五感を使って見る，視る，観る
    ［視覚／聴覚／嗅覚／味覚／触覚］

5   五領域の体調チェック
    ［食事／排泄／睡眠／運動／認知機能］
```

図V-6．5＋5チェック

2）フィジカルイグザミネーション

ⅰ．視　診
視覚，嗅覚，聴覚を用いて判断する．患者の雰囲気，歩行状態，身なり，体臭，呼吸音や声などから判断できることがたくさんある．まずここから入ることが重要となる．

ⅱ．触　診
患者の表面に触れる．脈拍，温度，湿度，皮膚，振戦をみる．

ⅲ．打　診
体内の状態を音で判断する．鼓音，共鳴音，濁音がある．

ⅳ．聴　診
聴診器を用いて体内の音を聴き診断につなげる．呼吸音，腸蠕動音，心音がある．

これらの客観的情報のうち，血圧，呼吸回数，SpO_2，脈拍，体温に意識レベルを加えたものをバイタルサインと呼ぶ．

C 薬剤師の行う体調チェック

ヘルスアセスメントとフィジカルアセスメントの位置づけを踏まえ，薬剤師が行う体調チェックを考える．主として「五感を使ったチェックと五領域のチェック」を行うことで判断する．筆者はこれらをわかりやすく覚えるために「5＋5チェック」と呼んでいる（**図V-6**）．以下に解説を加えたい．

ⓐ 五感を使って行う判断

医師においてはまず五感を使った視診が大切であり，すぐにバイタルサインや検査値のみで判断してはならないと教育されていると聞いている．診察室に患者が入ってきたときの姿をみて，まず感じることを大切にするそうである．
これを薬剤師にあてはめるとどうなるだろうか．実は五感を使って患者の状

態を把握することで薬の影響を評価することが多くある(**表V-4**).

この表にあることを意識して,薬局,施設,患者宅などで患者に会う.たとえ会話が成立しない場合でも,五感を使ってチェックできることは多くある.医師と同じく,まずここからスタートすることが大切と考える.

ⓑ 五領域(食事,排泄,睡眠,運動機能,認知機能)の聞き取り

人として最も大切なQOLの構成要素は,食事,排泄,睡眠ではないだろうか.これらのどれが欠けてもQOLは大きく低下する.さらに運動機能と認知機能を加えた5領域の聞き取りによって,薬の影響をチェックすることができる[1].

1) 食 事

i. チェック項目

食欲,味覚,嚥下状態,口腔内清掃度,口渇,吐き気,胃痛など.

ii. 解 説

食欲があり,むせこむこともなく,美味しく食べられていれば大丈夫であるが,もし食べられない状態があれば,その理由を想像してみる.そのとき,薬剤の影響も考える.

とくに胃炎,胃潰瘍,吐き気を催す薬剤がある場合,美味しく食べられるはずもなく食欲に大きな影響を与えてしまう.また口渇を引き起こす薬剤も意外と多い.唾液の少ない状態では食塊が形成されず正常な嚥下につながらない.さらに味覚異常の原因ともなり,食欲の急激な減退を招く可能性が大きい.口渇の副作用をもつ成分は一般用医薬品にも多く含まれている.患者の服用している薬をくまなくチェックして,その影響をアセスメントする必要がある.

iii. 副作用が原因となる可能性のある症状

薬剤による胃炎,胃潰瘍,嚥下障害,口腔内や舌の乾燥,味覚異常,嘔吐,抑うつなど.

2) 排 泄

i. チェック項目

尿の回数・出具合・色・臭い,便の回数・出具合・状態,発汗状態など.

ii. 解 説

排泄がうまくいかない苦しみは大きい.便のことは比較的訴えが多いが,尿に関しては意外と語ることをしない患者は多い.頻尿や尿失禁はなかなかいい出せないことが多いのかもしれない.頻尿で薬物治療中,十分な効果が出ていないにもかかわらず,医師にそのことを告げていないこともある.だからこそ,

表V-4. 五感を用いた薬学的なアセスメント

	チェックポイント	アセスメント
1. 挨拶のときに (視覚, 聴覚, 嗅覚)	返答：返答の有無, 誰かわかっているか, 意識障害, せん妄, 無気力	認知／認識能力低下, 意識障害, 錯乱, せん妄, 精神障害の原因など
	目：白内障, 眼震, 目焦点, 目やに, 目の粘膜疹	視力, 目の状態, スティーヴンス・ジョンソン症候群など
	耳：聴こえているか	聴力, 耳の状態など
	顔：表情, 笑顔の有無, 血色, 肌荒れ, 乾燥	抗うつ, 栄養, 乾燥状態など
	唇：チアノーゼ, 乾燥, 荒れ, 口角炎	低栄養, ビタミン不足, 口渇, 間質性肺炎など
	口：口内乾燥, 口臭, 義歯の不具合, 虫歯, 歯肉炎, 歯肉の浮腫, 歯肉出血, 口内炎, 口腔粘膜疹	口腔清掃不足, 歯肉肥厚 抗がん薬などの影響, スティーヴンス・ジョンソン症候群など
	体：身なり, 体臭, 尿臭, 便臭, 発汗, けいれん	認知能力低下, 尿便失禁, 発汗・けいれん, セロトニン症候群など
	呼吸：R音, 呼吸困難, 咳, 空咳	肺炎, 喘息, 肺気腫, うっ血性心不全, 間質性肺炎など
2. 握手したときに (触覚)	手指／皮膚：冷感, 乾燥, 発熱, 関節拘縮, 筋萎縮, ふるえ, しびれ, けいれん	末梢神経不全, 脱水, 錐体外路症状（薬剤性パーキンソニズム）, 悪性症候群, セロトニン症候群, 偽性アルドステロン症など
	爪：状態, 色	爪白癬, 血行／栄養状態など
	握力：握力の有無, 左右差, 脱力感, 筋力減退	脳梗塞後遺症／再発, 過度の筋弛緩, 偽性アルドステロン症など
3. 歩行時の観察 (視覚)	歩行：小股歩行, 動作緩慢, しびれ, 歩行障害	錐体外路症状（薬剤性パーキンソニズム）, 偽性アルドステロン症, 正常圧水頭症, 小脳変性など
	ふらつき：転倒, 運動障害	筋弛緩作用, 起立性低血圧など
4. 食事時の観察 (視覚, 味覚)	食事：介助状態, 食事内容（普通食, 流動食, ゼリー食など）	自立か介助が必要かと, その状態の程度の把握など
	嚥下状態：嚥下困難／むせこみの有無	加齢による機能低下, 錐体外路症状（薬剤性パーキンソニズム）, 喉頭筋萎縮など
	食欲／味覚：食欲／味覚の有無, 吐き気	胃炎, 胃潰瘍, 逆流性食道炎, 味覚異常, スティーヴンス・ジョンソン症候群, ライエル症候群など
	ふるえ：茶碗, お箸, スプーンの使用の状況	本態性振戦, 錐体外路症状（薬剤性パーキンソニズム）, 悪性症候群, セロトニン症候群など

こちらから質問して聞き出すことが必要なのである．

　発汗異常も見逃せない．真夏にもかかわらず，全く汗をかいていない状態，あるいはその逆に，汗が出る状況ではないのに大汗をかいて苦しそうな状態などと遭遇したならば，放っておいてよいはずはない．病態の変化であるか，薬剤性のものであるのか決められないことが多いと思うが，その状態をおかしいと感じ，医師にすぐに相談できるように心構えをしておきたい．

iii．副作用が原因となる可能性のある症状

　薬剤による頻尿，尿閉，便秘，下痢，発汗異常など．

3）睡　眠

i．チェック事項

　睡眠の質，時間，日中の傾眠，不眠の種類，睡眠薬を服用する時間，服用後の電気やテレビの点灯有無など．

ii．解　説

　睡眠のチェックは睡眠薬の有無に関係なく，すべての患者を対象として行う（寝ていない人はいない）．その際，睡眠の質や時間などについても聞き取っておく．これはほかの項目でもいえることだが，よいときの状態を残しておくことで，何かの薬剤を境に状態が悪化した場合，その原因を即座に突きとめやすくなるからである．

　睡眠薬を服用しているにもかかわらず，不眠を訴える方がいる．その場合，服用時間が早すぎないか，テレビや電気をつけたまま寝ていないかなどをチェックする．また長時間作用型の睡眠薬の連用や眠気を催す薬剤の日中服用により，日中寝ている時間が多くなり，結果として夜間睡眠リズムが崩れている例もある．あるいは覚醒をもたらす薬剤の夜間服用による不眠も早期アセスメントが必要であろう．

iii．副作用が原因となる可能性のある症状

　覚醒，興奮，不穏，日中の傾眠，せん妄，幻覚，悪夢など．

4）運動機能

i．チェック事項

　ふらつき，歩行困難，すくみ足，めまい，手の振戦，手指の状態，麻痺など．

ii．解　説

　ふらつき，歩行困難，すくみ足は転倒につながりやすく，手の振戦や筋力の低下なども日常生活に大きな支障をきたすことが多い．そしてADL，QOL

の大きなレベルダウンを招くことも想像に難くない．薬剤性の筋弛緩作用，錐体外路症状は薬理学判断できるものもたくさんあるので，薬剤師はその危険性を常に気にかけてチェックする必要がある．

ⅲ．副作用が原因となる可能性のある症状

筋弛緩作用，錐体外路症状（パーキンソニズム，ジスキネジア，アカシジアなど），起立性低血圧など．

5）認知機能

ⅰ．チェック事項

中核症状として：失認，失行，言語障害，見当識障害，判断力低下，近時記憶障害など．

周辺症状として：易怒性・攻撃性の上昇，徘徊，異食，抑うつ，意欲低下など．

ⅱ．解　説

認知症が疑われた患者の2～12％が薬剤性，高齢入院患者のせん妄のうち11～30％は薬剤性という報告もある[2]．上記チェックとあわせて，薬剤性の認知機能低下の有無もチェックしてほしい．

ⅲ．副作用が原因となる可能性のある症状

見当識障害，判断力低下，せん妄などにとくに注意する．ベンゾジアゼピン系薬物，抗コリン作用をもつもの，せん妄の副作用があるものなど認知機能低下に二次的にかかわるものはすべて注意が必要となる．

ⓒ 必要に応じたバイタルサインチェック

前述したとおり，目的をもたずして侵襲的に行うことは薬剤師には許されていない．しっかりした目的をもち，医師がチェックを認めたうえで行うべきものであろう．薬剤性の徐脈，頻脈，間質性肺炎，血圧上昇，血圧低下などバイタルサインに大きな影響を与えるものがある場合，医師と話し合い，必要に応じてバイタルサインチェックを薬剤師が行うという例は増加している．

文　献

1) 日本薬剤師会（編）：生活機能と薬からみる体調チェック・フローチャート—解説と活用，第2版，じほう，東京，2011．
2) 吉田英統，寺田整司，黒田重利：薬剤性の認知症様状態．老年精神医学雑誌，19：988-995，2008．

〔川添　哲嗣〕

Ⅵ 各疾患への服薬管理支援

1 高齢者への服薬管理支援

　高齢者への服薬管理支援を行うに当たっては，対象となる個々の高齢者の特徴をよく捉えておかなくてはならない．薬剤師は，薬局のカウンターで，高齢者が適正に薬を使用できるように服薬などの説明をしているが，実際に薬を服用あるいは使用している様子をみる機会は少ない．そのため，高齢者が薬を使用するときに起こる問題点が理解できていないことがある．薬を服用したようにみえても，口を開けてもらうと，錠剤が上あごにくっついていたり，舌の下に残っていたり，顆粒薬が入れ歯と歯茎の間に挟まっていることがある．また，薬を口に含んだまま，もぐもぐさせているうちに吐き出してしまうということもあり，服薬の見守りが必要な人がいる．外用薬についても，目薬が上手くさせない，容器の先が睫毛についてしまう，軟膏の量が適量でない，貼付薬が上手く貼れていないなど，服薬管理支援の視点からサポートが可能な問題点が多くある．したがって，服薬管理支援を業務とする薬剤師は，日頃から高齢者の薬の使用時の様子を観察し，観察ができない場合でも家族や介護者から，高齢者の薬使用についての問題点を聴き取り，その解決策を準備しておく必要がある．薬を服用あるいは使用できない場合の対処などを高齢者本人や家族，介護者の相談に，いつでも対応できるようにしておくことが大切である．

　高齢者の服薬管理支援が成人に比べて問題点が多いのは，身体機能や生理機能が低下しているためであり，さらに機能低下の速度に大きな個人差があることに留意すべきである．服薬管理支援を行うためには，高齢者の基本情報を捉え，個々の高齢者に適した服薬管理支援に努めなければならない．ここでは，とくに加齢に伴う身体機能の特徴を踏まえた服薬管理支援を検討する．

Ⓐ 運動機能の低下

　加齢に伴い運動機能を司る骨，関節，筋肉は，老化現象を引き起こし，歩行能力や日常生活動作，筋力などの低下の原因となる．これら運動器の衰えによって要介護になりやすい状態をロコモティブシンドローム（運動器症候群）という．

ⓐ 加齢による骨や関節の変化

　高齢者の骨では，骨密度と骨量の減少が起こり，とくに女性で骨粗鬆症が発症する割合が高くなる．これにより，もろくなった骨は体の重みが加わるだけで潰れて圧迫骨折を起こしやすい．しかし自覚症状がほとんどないため，背中が丸くなる，身長が縮むといった症状が発現しても，加齢のためと思い病気であることに気づかないことが多い．

　関節は，加齢により関節軟骨の変性が進行するため，徐々に軟骨がすり減り，変形性関節症が起こる可能性があり，荷重のかかる膝関節，股関節や手関節に多く出現する．それに伴う関節痛や関節の動きの制限のため，日常の活動性が低下する．

ⓑ 筋力および筋肉量の減少

　高齢者は若年者と比べて筋力が20〜40％低下するとされ，筋肉量も同様に減少する．病気で減少することは知られているが，原因となる病気がない場合で，加齢に伴い筋肉量が減少することをサルコペニア（加齢性筋肉減少症）といい，ロコモティブシンドロームの基礎病態（骨粗鬆症，変形性関節症，サルコペニア）の1つとされる．筋肉の低下が進行した場合，高齢者の虚弱や移動能力低下などの悪影響をもたらし，要介護になる危険性が高くなる．また筋肉量が減少すると，体内に蓄積される水分量が低下するため，脱水を起こしやすくなる．脱水により，尿からの薬剤の排泄が減少し，水溶性の薬物の血中濃度が高くなりやすい．加えて，痰が出にくくなり，感染症が悪化する可能性や，転倒のリスクや嚥下機能の低下を起こしやすくなるともいわれている．さらに，病気を引き起こす事態まで進行すると，身体を動かさなくなることから，悪循環が加速され，筋力は急激に衰えていく．

ⓒ 服薬管理支援

　高齢者と接するときは，歩いてくる様子や手が自由に動かせるかなどを観察して，どこか不自由なところはないか，また，顔色や表情などで訴えていることはないかなど，体調の微妙な変化を感じとることが重要である．さらに，手を上げることができるか，握る力，つまむ力はあるのか，分包紙を切ることができるか，あるいは，投薬瓶のふたが開けられるのかなど，薬の使用に関して支障がないかなどを具体的に確認することが大切である．また，首を動かす力があるか，薬を飲むために少し上を向くことができるか，飲み込む力があるかなどを観察や会話から推測し，服薬が困難そうな場合は，剤形の変更や，自助

具の検討などをしなくてはならない．

　とくに嚥下能力の確認は重要である．飲み込みがスムーズにできるのか，咳き込んだり，むせたりすることはないかなど確認する必要がある．飲み込みが悪い場合には，ほかの剤形への変更やオブラート，嚥下補助ゼリーの使用などを検討する．口腔内崩壊錠やフィルム剤などは嚥下が困難な人のために開発されたものであり，飲み込みの弱い人でも利用できる剤形である．しかし最近の事例では，口腔内崩壊錠であっても，口腔内に残留する場合があり，嚥下のためにとろみのついた水分が必要であったとの報告もある．薬の剤形の工夫については，薬剤師の専門分野でもあり，常に医薬品情報の変化を敏感に捉え，服薬指導に活かす努力が必要である．

　また，車椅子の生活が必要とされる状態や，寝たきりの場合でも，その人ができることを観察し，残存機能をうまく利用できるような支援が大切である．高齢者本人と話ができない場合には，家族や介護者から高齢者の普段の生活状況などを聞くように心がける．もし，家族や介護者の話からもわからない場合は，一度患者宅を訪ねるなど，高齢者の様子を確かめるなどの一歩踏み込んだ能動的支援も必要となる．

❸ 加齢に伴う口腔の変化

　口腔は消化管の入り口であり，咽頭，食道，胃，腸とつながっており大切な臓器である．歯や歯肉，顎，唾液腺，口腔粘膜などにも加齢に伴う変化が数多くみられる．歯周病の増加などによる残存歯の減少や，摩耗などによる歯そのものの形状の変化は，歯並びを変化させ，顎のスムーズな動きや咀嚼にも影響を及ぼす．そのため，摂食に何らかの不都合が生じ，摂食量を減少させる可能性があり，知らぬ間に低栄養を招くことがある．唾液は，消化作用，自浄作用，抗菌作用，粘膜を保護する保護作用，pHを一定に保ち細菌の繁殖を抑える緩衝作用，再石灰化など重要な役割を担っている．したがって，唾液の分泌が少なくなると，口腔内の環境が崩れ，味覚の変化や口腔内の粘膜の発赤，また舌粘膜の乾燥が起きて，食欲にも大きな影響を与えると考えられる．高齢者の口腔乾燥症（ドライマウス）は多いと報告されており注意が必要である．唾液分泌の抑制の原因には，加齢，ストレス（緊張），食生活の乱れや睡眠不足などの不規則な生活があげられるが，薬剤による影響も大きい．多くの薬に副作用

として口渇の記載があるが，とくにベンゾジアゼピン系薬剤，抗不整脈薬，抗ヒスタミン薬，抗アセチルコリン作用をもつ薬が多く報告されている．

ⓐ 服薬管理支援

薬の剤形のなかでは内服薬が1番多いため，口腔内の状況は，服薬に大きな影響を与える．服薬時には，口のなかが乾燥していないかを注意する必要がある．また，すでに服用中の薬の影響についても考慮する．夜寝ている間の唾液分泌の減少あるいは口を開いて寝るような場合に，口腔内や食道が乾燥する可能性があるため，起床時に飲む薬や朝食前に飲む薬にはとくに注意が必要である．薬が上手く飲み込めない場合や，口腔内や食道に薬が付着する可能性があり，その結果，口内炎・食道炎が起こることもあり得る．少量の水で口腔内や食道を潤してから服用するように配慮しなくてはならない．また，服薬するときの姿勢にも注意が必要である．ベッドで生活している人も，できるだけベッドから起こし，坐位で服薬するようにし，服用した後もしばらく坐位を保つなどの指導が必要になる．体を起こすことが困難な場合は，ベッドを30度に傾け，左（を下にした）側臥位になるようにして服薬の支援を行う．

ⓒ 視覚・聴覚の低下

40歳頃から目の調節機能が衰え老眼になり，近くにある物体に焦点を合わせるのが難しくなる．また，加齢に伴い白内障の患者が増加するが，レンズの役割をする水晶体が濁って，光をまぶしく感じたり，ものがみえにくくなったりするのが特徴である．水晶体は加齢変化に伴い黄白色っぽく濁ることが多く，白内障が進むと黄白色のフィルターがかかったようなみえ方になる．そのほかにも，緑内障や脳卒中の後遺症で視野が狭くなったり，視野の半分がみえなくなったりする人もいる．視野が狭くなると，転んだり，ぶつかったりする可能性が高くなる．近年，高齢者に増加しているのが加齢黄斑変性である．欧米では失明の主要な要因とされている．加齢黄斑変性における失明は「社会的失明」と呼ばれ，中心の視力障害をきたすものの，光を全く感じられなくなるわけではなく，みたいところがみえない，読みたい文字が読めないなど，日常生活に支障をきたす疾患である．

聴覚の低下については，加齢に伴う老年性難聴がある．60代から急速に感音性難聴が進行するといわれる．まず高音部を中心に聴覚低下が生じ，次第に

中音域や低音域の聴力も低下するケースが多いとされる．

ⓐ 服薬管理支援

　視覚・聴力の障がいは，高齢者に接した際，すぐにわからないことも多い．高齢者に服薬管理支援をするときには，その人の視力や聴力の確認をしなければならない．服薬指導に使う書面などの文字が読めているのか，薬袋や情報提供文書が読みにくくないか，あるいは目印につけたマーカーの色がみえているかなどを目安に配慮をする．

　また，薬剤師の話を聞き取ることができるのか確認する必要もある．高い声が聞き取りにくい場合があり，薬剤師の話す声が聞こえているのか，ゆっくり話をすれば理解できるのかなど確かめる．場合によっては，女性から男性の薬剤師に代わるだけで解決することもある．

Ⓓ 認知機能の低下

　認知機能とは，記憶のほかに人が視覚や聴覚などによって，そのときどきの状況（時間・場所の見当識）や，人とのコミュニケーション（言語，思考）の情報を理解し，判断する機能をいう．通常は，自分が置かれた状況を，これまでの経験や知識の記憶によって理解し認識することができ，それにあわせて必要な行動を起こすことができる．しかし，年をとると，一般的には視覚や聴覚の機能が低下するため，外からの情報を間違って認識する可能性がある．加えて，記憶力の低下と重なり，置かれている状況を正しく理解することが難しくなる傾向がある．本人はきちんとしているつもりでも，周囲からすると，少しおかしな発言や態度，行動に映ることがある．こうした状況を踏まえつつ高齢者とのコミュニケーションをとるうえで留意する必要がある．

　認知症の場合は，時間の見当識から障がいが起こり，ついで場所の見当識が障がいされるといわれる．記憶障害は全体的であり，これらの進行は生理的健忘に比べ早いのが特徴である．認知症の定義は，「いったん発達した知的能力が低下して社会生活や職業生活に支障をきたす状態を表している」とされる．有病率は75歳を超えると急激に高まる．独居の高齢者や老老介護が増加し，地域社会のなかに認知の低下した高齢者が暮らしている可能性が高い．地域における認知症患者の70～90％の経過中に認知症に伴う心理と行動の周辺症状（Behavioral and Psychological symptoms of Dementia：BPSD）が認められる

という報告もある．

ⓐ 服薬管理支援

　薬局においてBPSDにかかわることも多くなると考えられるが，BPSDの服薬管理に関してはモニタリングが重要であるとされており，家族・介護者，地域のなかでチームケアアプローチの導入などを検討する必要がある．薬局を訪れる高齢者については自立している人か，認知機能が障がいされていないか，障がいがあったとしたらどの程度なのかなども確認する必要がある．さらに独居か支援できる家族と一緒に生活しているのか，ケアチームの支援が必要なのかの基本情報をチームケアのなかで共有する．そのうえで社会的資源を活用し，個々にあった服薬管理支援を実施する．もし認知症とわかった場合でも，何もわからない人だと決めつけずに対応することが大切である．いろいろな発言や態度，行動も，本人にとっては意味があって行っていることだということを理解したうえで，敬意をもって接するよう心がける．また，認知症患者を抱えている家族が，薬局を訪れることも多いと考えられるが，家族の悩みについても気軽に相談に乗る体制をつくることも支援の1つである．

　加齢の速度は人によって大きな差があるため，高齢者に対する調剤や服薬管理支援は，一人ひとりにあわせて，その人の生活，環境なども考慮し行わなくてはならない．高齢者の調剤および服薬管理支援は，単に薬の説明をするだけでなく，薬の効果を観察し，老化速度を薬によって早めないように，適切な薬を選択できるよう経過観察を行う．

　また高齢者のパートナーとなり，高齢者に対して適切な服薬管理支援をしなければならない．高齢者の服薬コンプライアンスを上げるためには，薬の種類や量の減少や，服薬方法の単純化があげられているが，薬剤師の薬学的視点を活かして医師や他の医療従事者との連携を十分にとり，高齢者の身体機能・生理機能を確認し，当事者の意思決定を尊重しながら，適切な薬を提供できるよう努力すべきである．

〔福島　紀子〕

2 薬物動態を踏まえた薬効評価と副作用モニタリング

　薬剤師が，投与された薬の体内動態を踏まえたうえで，薬効評価と副作用をモニタリングし継続していくことは重要である．このことは，在宅医療の現場で薬剤師が専門性を発揮し，最適な薬物療法を実現するのに大きく貢献する．患者・家族や医師をはじめとする，ほかの医療従事者，介護職の人たちにとってなくてはならない存在として認められることにもつながっていく．しかし，薬物動態に影響を及ぼす因子は多岐にわたり（**表Ⅵ-1**），一律に判断することは難しい．個々の患者の特性を考慮した，薬剤師の薬学的考察が望まれる．

　在宅で療養している高齢者は，薬物動態に関係する，吸収（Absorption），分布（Distribution），代謝（Metabolism），排泄（Excretion）が，若年者とは異なる．若年者と比べ，分布，代謝，排泄の違いはとくに大きく，このことは，薬の血中濃度，体内動態に大きな変化をもたらす可能性がある．身近にある添付文書やインタビューフォームなどを活用し，投与された薬の薬物動態を踏ま

表Ⅵ-1. 薬物動態に影響を及ぼす生理的因子の変動

生理的因子	変化率
胃腸管血流量	20〜30%（↓）
胃酸分泌	pH 1〜3（↑）
胃内容排出速度	0〜10%（↓）
腸管運動	10〜20%（↓）
心拍出量	30〜40%（↓）
体内水分量	10〜15%（↓）
体脂肪	20〜40%（↑）
血漿アルブミン	15〜20%（↓）
肝代謝酵素活性	0〜15%（↓）
肝血流量	30〜50%（↓）
腎血流量	40〜50%（↓）
腎糸球体濾過量	20〜30%（↓）

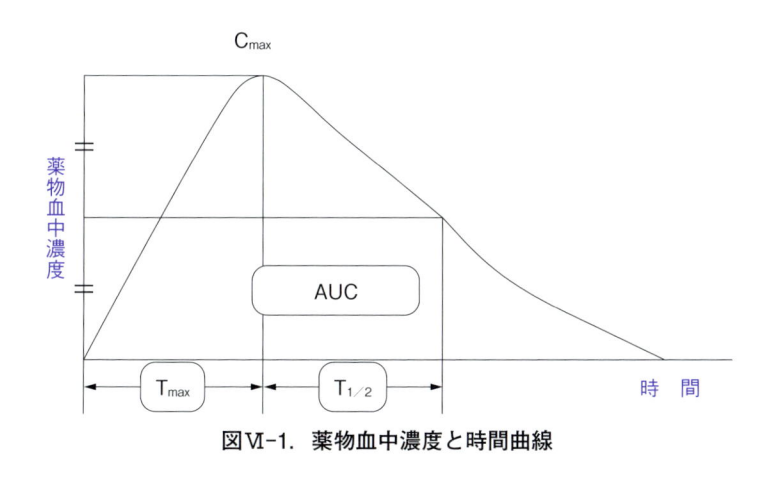

図Ⅵ-1．薬物血中濃度と時間曲線

えた薬効評価と副作用モニタリングについて概説する．

Ⓐ 薬物動態を理解するための4つのパラメータ

　薬が単回投与された場合，血中濃度の時間曲線の模式図は**図Ⅵ-1**で表すことができる．C_{max}（最高血中濃度）は，薬の濃度が血中で最大になったときの濃度を表す．T_{max}（最高血中濃度到達時間）は，C_{max}になるまでの時間を表す．T_{max}にあわせて，薬が効いているかどうか，副作用が出ていないかどうかを評価するタイミングとして活用することができる．$T_{1/2}$（血中濃度半減期）は，薬が投与されてから，血中濃度が半分になるまでの時間を表す．$T_{1/2}$が長いということは，効果が持続する時間が長いことを表す．また，定常状態のある薬かどうかの判断にも用いられる．AUC（血中濃度曲線下面積）は，血中濃度の曲線を描いたときの曲線下面積を表す．薬効の強さを表し，通常添付文書上では，相互作用の項に多く記載されている．併用により何％増加したか，反対に減少したかの記載は，薬の効果の増大と減弱に関与するパラメータとして利用される．

Ⓑ 非ステロイド性抗炎症薬（NSAIDs）3剤を薬物動態から考える

　表Ⅵ-2からロキソニン®は，3剤のなかで最高血中濃度到達時間（T_{max}）が

表Ⅵ-2. NSAIDs3剤のパラメータ

商品名・投与量 (一般名)	T_{max} (h)	C_{max} ($\mu g/mL$)	$T_{1/2}$ (h)
ロキソニン®60mg (ロキソプロフェンナトリウム水和物)	0.79±0.02※	0.85±0.02※	1.31±0.05※
セレコックス®100mg (セレコキシブ)	2±1.4	553±212.2	7±3.2
モービック®10mg (メロキシカム)	5.0±1.0※※	0.851±0.139※※	23.7±5.3※※

※:活性代謝物(trans-OH体). ※※:食後投与時. （各社添付文書より抜粋）

表Ⅵ-3. Ritschel 理論

$$\frac{\tau\,投与間隔(時間)}{T_{1/2}(時間)} \leq 3 \rightarrow T_{1/2} \times 5(時間)連続投与 \rightarrow 定常状態$$

投与間隔が$T_{1/2}$の3倍以内であれば，$T_{1/2}$の5倍の時間にわたって連続投与すると薬物血中濃度は定常状態に達する．

45分前後と最も短く，血中濃度半減期（$T_{1/2}$）も1.22時間前後と最も短い．
　一方，モービック®は，T_{max}が5時間前後と最も長く，さらに血中濃度半減期（$T_{1/2}$）も23.7時間前後と最も長い．セレコックス®は，T_{max}が2時間前後，$T_{1/2}$は，7時間前後で，ロキソニン®とモービック®の中間の薬剤と位置づけられるこれらの数値から，いつ薬が効き始めるかを推察する場合，手がかりとなるのは，WA Ritschel 教授の提唱する Ritschel 理論である（**表Ⅵ-3**）．
　Ritschel 理論にあてはめると，
　ロキソニン®の場合，

$$\frac{8時間 (h)}{T_{1/2}=1.22} \fallingdotseq 6.5 > 3 \text{ なので定常状態のない薬}$$

　セレコックス®の場合，

$$\frac{12時間(h)}{T_{1/2}=7} \fallingdotseq 1.7 \leq 3 \text{ なので定常状態あり} \rightarrow 7 \times 5 = 35時間$$

　モービック®の場合，

$$\frac{24時間 (h)}{T_{1/2}=23.7} \fallingdotseq 1 \text{ で} \leq 3 \text{ なので定常状態あり} \rightarrow 23.7 \times 5 = 118.5時間$$

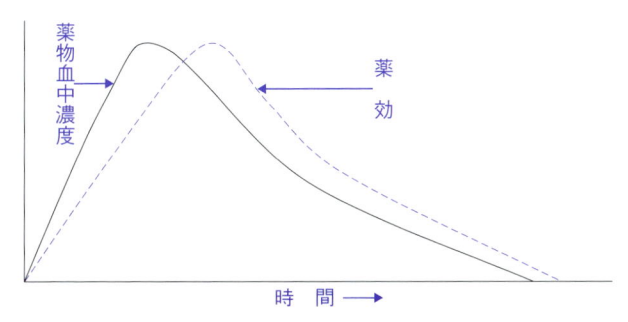

図Ⅵ-2. 薬物血中濃度と薬効の時間差

　以上の結果から，定常状態のないロキソニン®は3剤のなかで，初回の服用から鎮痛効果が最も期待できる．モービック®は，ほぼ5日程度連続投与して定常状態になることから，鎮痛効果が明確に現れるのには5日程度かかると推測される．投与開始5日後に，薬の効果や副作用をモニタリングするタイミングとして活用できる．鎮痛効果を緊急に必要とする場合は第一選択薬にはなりにくい薬剤といえる．

　反対に，いったん定常状態に薬物血中濃度が到達すれば，鎮痛効果の谷間が少ないことになるので，慢性疾患における持続的な痛みのコントロールには適していると考えられる．セレコックス®は，ロキソニン®とモービック®の中間に位置づけられる．定常状態にあった薬に副作用が出た場合，原因薬を中止してどれくらいの時間で副作用が治まるのか？　これも$T_{1/2}$の4～5倍の時間でほぼ薬理作用がなくなる血中濃度になると考えられているので，原因薬の直接的な副作用であれば，$T_{1/2}$の4～5倍の時間で副作用が収まると考えてよい．ただし，高齢者の場合は，10倍の時間がかかると想定されるので，モービック®を服用した高齢者に副作用が起きた場合，モービック®は5～10日間は継続する可能性があると推測される．また，通常薬の血中濃度と薬効とは時間的ずれがあると推定されている．薬効と副作用を患者家族への説明や，薬剤師がモニタリングする際には，**図Ⅵ-2**を考慮に入れた説明とモニタリングが求められる．ただし，ジヒドロピリジン系抗高血圧薬の血中濃度が低下した後も，血圧低下作用が持続する after effect（後効果）の作用がある例や，選択的セロトニン再取り込み阻害薬（SSRI）などの抗うつ薬の効果は，投与開始後2週間以上もかかる場合が多い．また，L-dopaなどのパーキンソン病薬は，血中濃度と線条体ドパミン濃度に乖離があり，添付文書に記載されている半減

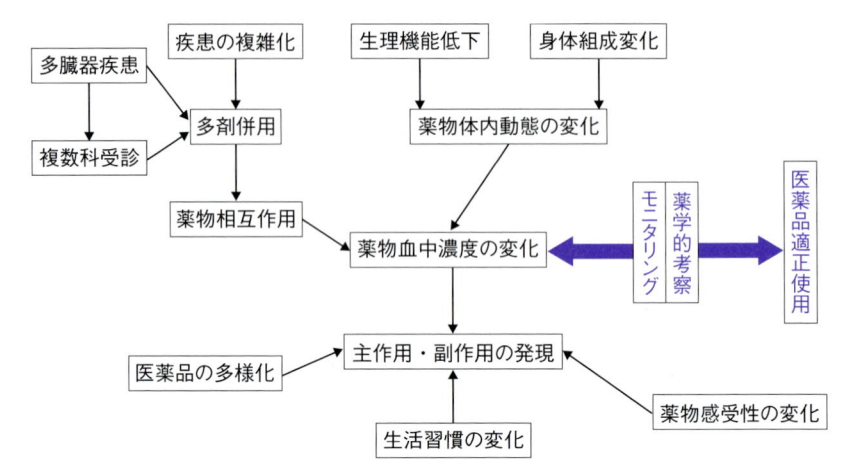

図Ⅵ-3. 在宅療養高齢患者の薬物動態と薬剤師の薬学的考察とモニタリングとの関係
（文献1）より改変）

期などのパラメータがそのまま薬効評価や，副作用のモニタリングのタイミングに当てはまらないなど，薬や疾患による特異性も考慮する必要がある．

　在宅で療養している高齢者の身体機能は，たとえ同年齢であっても，食生活，疾患の既往歴と治療経過，現病歴と合併症の有無によって大きな個人差を生じる．また，併用されている薬との相互作用や，薬に対する感受性の変化などの多岐にわたる要因が薬物動態を変動させる．一方，必要な情報が添付文書やインタビューフォームにおいて十分な記載がない場合も少なくない．これら多様な条件のあるなかでも，薬物動態を考慮した注意深いモニタリングを行い，薬効と副作用を薬学的に考察して評価することは，在宅患者個々の個別性に配慮したくすりの適正使用に貢献できると考えている（**図Ⅵ-3**）．在宅医療の現場で今後一層，薬物動態学と薬力学に精通した薬剤師の活動が，必要性を増していくと予想される．

文　献
1) 岩川精吾, 菅原和信, 灘井雅行, 他（編）：臨床への薬物動態学, 廣川書店, 東京, 2011.
2) 小西廣己（監）, 菅野　彊（著）：薬物動態を推理する55Question, 南江堂, 東京, 2012.
3) 加藤隆一：臨床薬物動態学, 南江堂, 東京, 2012.

〔黄　栄吉〕

3 認知症患者に対する服薬管理支援

　認知症は人間性の崩壊，不治，進行性などのイメージが先行しているが，罹患率が65歳以上では10人に1人という時代で，けっして特別な疾患ではない．と同時に医療，介護，福祉などの包括的支援で看取り・見守る在宅医療のなかでも重要な疾患である．薬剤師は認知症について十分理解を深め，その役割を果たしていかなければならない．

A 認知症とは

　認知症とは疾患ではなく病態を意味する．何らかの後天的疾患が原因で，脳の正常な機能が低下して日常生活や社会生活に支障をきたすさまざまな状態を指す（表Ⅵ-4）．原因疾患は神経変性疾患（アルツハイマー型・レビー小体型・パーキンソン型など），脳血管障害，腫瘍性疾患，感染症など多岐にわたる．認知症の約60％はアルツハイマー型（AD）である．

　症状は，中核症状として記憶障害（物忘れ），見当識障害（時間，場所がわからない），失語（言葉が使えない），失行（目的にあった動作ができない），失認（視空間の認識ができない），遂行機能障害（物事を進めていく手順がわからなくなる）などが起きてくる．

　また周辺症状（BPSD）としては，心理症状（抑うつ・不安・妄想・せん妄など），行動症状（徘徊・暴言・暴力・不穏・食行動異常・排泄行動異常）などがある．

B 認知症の薬物療法

ⓐ 中核症状の薬物治療薬

　ADの治療薬は，現在アセチルコリンエステラーゼ（AChE）阻害薬が3薬剤，N-メチル-D-アスパラギン酸（NMDA）受容体拮抗薬が1薬剤ある（表Ⅵ-5）．軽度認知症ではAChE阻害薬のいずれかを使用し，副作用や効果をみながらほかのAChE阻害薬に切り替える．中等度から高度に進行したらAChE阻害

表Ⅵ-4. 認知症の進行度

軽度認知症：基本的に日常生活は営めるが社会的，職業的に障害がある状態
中等度認知症：基本的に日常生活に障害があり，適切な介護がないと生活が営めない状態
高度認知症：日常生活を営むことが著しく障がいされ，絶えず介護が必要な状態

表Ⅵ-5. 抗認知症薬一覧

商品名 (一般名)	作用機序	効果効能	剤型・規格	用法	用量・増量方法
アリセプト® (ドネペジル)	AChE阻害	軽度～ 高度のAD	錠剤・D錠・ 細粒・ゼリー 3, 5, 10mg	1日1回 内服	3mgで開始 1, 2週間で5mgに増量し維持量とする さらに4週間後から10mgまで増量可
レミニール® (ガランタミン)	AChE阻害 APL作用	軽度～ 中等度の AD	錠剤・OD錠・ 内用液 4, 8, 12mg 4mg/mL	1日2回 内服	1日8mgで開始 4週間後1日16mgに増量し維持量とする さらに4週間後から24mgまで増量可
イクセロン® リバスタッチ® (リバスチグミン)	AChE阻害 BChE阻害	軽度～ 中等度の AD	経皮吸収型 パッチ 4.5, 9, 13.5, 18mg	1日1回 1枚 貼付	4.5mg貼付で開始 1週間ごとに4.5mgずつ増量 18mgまで増量し維持量とする
メマリー® (メマンチン)	NMDA 受容体拮抗	中等度～ 高度のAD	錠剤 5, 10, 20mg	1日1回 内服	5mgで開始 1週間ごとに5mgずつ増量 20mgまで増量し維持量とする

AD：アルツハイマー型認知症．AChE阻害：アセチルコリンエステラーゼ阻害．BChE阻害：ブチルコリンエステラーゼ阻害．APL作用：アロステリック活性化リガンド作用．NMDA受容体拮抗：N-メチル-D-アスパラギン酸受容体拮抗．

薬の増量やNMDA受容体拮抗薬への変更もしくは併用で様子をみる．これらの抗認知症薬は，初期では症状の改善や軽減の効果が十分期待できるが，その後は進行を遅延させることしかできない．よって時間とともに悪化していく認知症の特性上，効果判定が難しい．しかし，現在有効とされている唯一の治療薬なので症状悪化を遅延させるために継続的服用は重要である．

　副作用としてAChE阻害薬は使用開始時，嘔気，食欲不振，下痢などの消化器症状が出やすいが，これは時間とともに改善する．その他，徐脈，心ブロックなどに注意する．NMDA受容体拮抗薬では初期にめまいが発現しやすい．いずれの薬も精神・神経系の副作用が出ることがあり，BPSDとの判別が難しい．

ⓑ BPSDの治療薬

　BPSDの治療では，その症状の出現の背景や環境などをよく見極めて，まずは非薬物治療を試みる．また認知症以外に抱えている慢性疾患の治療に併用している薬（ドパミン作動薬，ステロイド薬，β遮断薬，ジギタリス，β刺激薬，ベンゾジアゼピン系抗不安薬，抗てんかん薬，麻薬性鎮痛薬，インドメタシン，頻尿治療薬，降圧薬，抗悪性腫瘍薬，インターフェロン，抗ヒスタミン薬，H_2受容体遮断薬などが多い）の副作用や相互作用からBPSDが引き起こされていないかを検証し，減薬や変更を検討する必要がある．

　そのうえで発現しているBPSDが強い場合には，抗精神薬，抗うつ薬，抗不安薬，抗てんかん薬などを使った薬物療法を開始する．これらの薬は副作用が多いうえに認知機能そのものを低下させることもあるため少量より開始し，患者状態をよく観察しながら，できるだけ短期間の使用にとどめる．なお大半が保険適用外である．その他には漢方薬（抑肝散）を使うことがある．

ⓒ 認知症患者に起きやすい身体症状とその薬学的対応

ⓐ 摂食障害

　認知症における食欲の異常行動（過食）は，短期の記憶障害から食事をした行為自体を忘れることに加えて，脳の食欲抑制機能の障害により起きるのでコントロールすることは難しい．1回の食事量を減らす，あるいは低カロリー食への置換などを提案する．

　一方で，うつ症状や食事への関心低下により食事量が低下し低栄養が起きることも多い．低栄養は肺炎などの感染症や，褥瘡などの誘発につながるので，食事量や体重，血清アルブミン値などの低下に注意して必要があれば栄養製剤や栄養補助食品を勧める．また異食行為がみられる患者には，薬や危険な生活用品を周りに置かないように周囲に指導する．

ⓑ 嚥下障害

　嚥下障害は誤嚥性肺炎の原因となるので，まず口腔ケアや食事中の姿勢，食後座位の保持などで予防をする．保険適用外であるがACE阻害薬，アマンタジン，半夏厚朴湯も有効である．嚥下機能が低下すると嚥下スピードの違うカプセル，錠剤，粉などの薬と水を一緒に飲むことが困難になり，かつ口腔内や咽頭部に薬が残ってしまうこともあるので嚥下補助ゼリーやとろみ剤の使用は

有効である．また口腔内崩壊錠・パッチ剤などへの剤形変更，簡易懸濁法などを検討する．

ⓒ 排泄・排便障害

認知症では認知機能の低下による尿失禁や排便障害が多くみられる．しかしなかには器質的疾患が原因の場合もあり，その病態に応じた薬物治療を積極的に行うと，尿失禁の減少や便秘からくるイライラ，食欲不振などの改善がみられるので，排泄・排便障害の原因をよく見極める必要がある．

ⓓ 睡眠障害

認知症に限らず，高齢者では昼間の活動性の低下などにより睡眠障害が発現しやすいが，睡眠導入薬の使用にあたっては睡眠障害の型にあわせ，認知機能の低下につながりにくい薬を選択する．非ベンゾジアゼピン系が持越し効果や筋弛緩作用が少なく使いやすい．

ⓔ 脱　水

高齢の認知症患者では体内水分保持量の低下，食事量が減少，喉の渇きの感性鈍化による自発的な水分補給の遅れなどから脱水になりやすく，それが原因でせん妄を起こしていることがある．普段から積極的に水分を摂取して予防するとともに，脱水が疑われたら経口補水液（Oral Rehydration Solution：ORS）などで適量の塩分を補給する．

ⓕ その他

そのほかに褥瘡，運動障害，けいれんなどがあるが本稿では割愛する．

Ⓓ 認知症患者への服薬支援でとくに注意すること

ⓐ 介　入

薬局窓口において明らかに初期の認知症が疑われる患者に遭遇することがある．たとえば，定期的に来局していた患者が，まだ十分あるはずの薬が短期間でなくなったためと，突然予定より早く受診したり，反対に非常にたくさんの残薬が生じたからと予定の受診をしないなどの偏重が多くみられるようになる．

また帰宅直後に「薬が入ってないと」の訴えや「同じ内容の問合せ」の電話を何度もかけてくる．元来温和だった人が窓口で理不尽に怒りだす．会計での言動が不自然になる．これら現象がみられた時点ではまだ十分社会性が保たれ，一見は正常な受け答えもできるうえに，軽度認知症患者特有の間違いをとり繕

う傾向があるので認知症の初期症状であることが見落とされがちである．認知症では早期発見して早期対応することは病態の進展を有意に遅らせることができる．薬剤師による早期の受診勧奨や介入は患者の予後に大きく影響する．

ⓑ 服薬遵守

認知症で起きてくるさまざまな症状は，服薬を安全に的確に行うという薬物療法において最も重要なことを困難にする．服薬遵守のための支援方法は個々の患者の置かれている療養環境，病態の進行状況によって異なる．よって薬剤師は，認知症の特性を理解するとともに，患者状態や病態変化をよく観察して，より適切な提案や提言を行っていかなければならない．

具体的対策としては以下のようなことが考えられる．

1) 服薬中の薬の検証

多剤併用中の患者においてはまず，中止できる薬はないか，服用回数が減る薬への変更は可能か，服用時点をまとめられないかなどを検討する．次に飲みやすい，あるいは使いやすい剤形の選択を探る．薬の簡素化やよりよい剤形への提言は，単に服薬遵守の向上につながるだけでなく嚥下障害にも対応しやすくなり，認知機能の低下により見落とされがちな副作用や相互作用も防ぐことができる．

2) 調剤や管理の工夫

薬の数にもよるが，服薬カレンダー，薬ケースなどに名前，日付，薬品名，服用時点などを印字した一包薬をセットすることは非常に有効ではある．しかし，ここで注意しなければならないのは画一的な一包化や服薬カレンダーではなく，個々の患者環境にあわせた工夫を心がける必要がある．たとえば，独居や老老介護では，名前や薬品名は割愛して服用時点と日付を大きな印字する．また用法ごとにカラーのラインをつける．カレンダーの開始を月曜からにせず，受診や薬剤師訪問の翌日からにする．服用後に薬の殻をカレンダーに戻してもらい関係者で服用を確認する．服用時間に時計のベルが鳴るようにセットして服用を促すなど，多くの対応策がある．また施設などでは，施設設備や介護スタッフの配置にあわせた管理方法の提案や，介護職への薬の基本的取り扱いの研修会の開催などにより，薬の安全使用や服薬介助のリスク回避につなげる．

ⓒ 連 携

すべての在宅医療でいえることであるが，とくに認知症患者おいては医師，ケアマネジャー，訪問看護師，訪問ヘルパー，家族などのとの情報共有や協力

なしで，適正な薬物療法も服薬支援も成り立たない．実際，認知症が進むと介護者による服薬介助が服薬遵守の鍵となるため，家族や介護職への支援と指導が重要となる．

　実際，ケアマネジャーとの情報交換でケアプランの見直しが行われ，介護職や看護師などが服薬時間にあわせた訪問に変更となり，服薬状況が改善されることも多い．

　認知症は現在のところ，根本的な治療法がまだない．よって認知症における看取り見守りに一番大切なことは，関係者全員で，今の患者状態をあるがまま受け入れ，常に寄り添いながら，それぞれの専門性を活かして，患者のQOL向上のための最善の支援方法を模索していくことであると考える．

文　献

1) 「認知症疾患治療ガイドライン」作成合同委員会（編）：認知症疾患治療ガイドライン2010，日本神経学会（監），医学書院，東京，2010．
2) 日本認知症学会：認知症テキストブック，中外医学社，東京，2008．

〔玉井　典子〕

4 パーキンソン病患者に対する服薬管理支援

　パーキンソン病は，人口10万人につき150人の罹患率で，18万人程度発症しているといわれ，神経難病の疾患のなかでは最も多い．好発年齢は55〜70歳であるが，20〜80歳まで発症がある．治療は薬物療法が主体であり，パーキンソン病薬の使用継続中に，薬の効果が短くなったりのウェアリングオフ現象などや，反対に過剰に効いてしまうジスキネジアの出現などの副作用発現も多い．また，アドヒアランスの不良による悪性症候群の発症を回避するための服薬指導や，モニタリングなど，在宅医療において薬剤師がかかわることの重要性は高い．

A パーキンソン病とは

　パーキンソン病は，中脳黒質緻密部の神経細胞の脱落などに伴って発症する．初発症状は，ふるえ50％，歩行障害30％，動作緩慢20％で，きわめてゆっくりであるが進行する．手の動作が遅くなった．箸が使えなくなる，字を書くのが遅くなるなどの症状が初発の兆候となることも多い．厚生省（現：厚生労働省）特定変性性神経疾患研究班で調査した患者の訴える症状は，**表Ⅵ-6** に示すようにさまざまである．

　パーキンソン病には運動症状と非運動症状があり，そのため現在では神経精

表Ⅵ-6．パーキンソン病患者が訴える症状

- 手や身体がふるえる，字が乱れる
- 力が入らない，疲れやすい
- 手や足がしびれる，腰痛や肩こりがある
- つまずきやすい，転びやすい，足をひきずる
- 声が出ない，声が震える，声が小さくなった
- 表情がなくなった，姿勢が悪くなった
- ものぐさで動きが悪くなった
- 人と会ったり，外出するのを嫌がるようになった
- 座っていると自然に体が傾くようになった

（厚生省豊倉班報告書より）

表Ⅵ-7. パーキンソン病の症状分類

a 運動症状

- 安静時振戦筋固縮, 動作緩慢・無動, 姿勢不安定, 仮面顔貌様, 小声, 流涎, 嚥下障害, 小字症, 寝返り障害, 小幅歩行, すくみ足, 加速歩行, 前傾姿勢など
- 運動合併症
  ウェアリングオフ：L-dopa 剤の薬効時間が短縮する
  オンオフ：L-dopa 剤の薬効時間に関係なく症状が急激に変動する
  ノーオン：L-dopa 剤を服用しても効果がみられないこと
  ディレイドオン：L-dopa 剤服用してから効果発現までに時間を要すること
  ジスキネジア：自分の意志とは無関係に頭（口），手，足，体が不規則にクネクネと動いてしまう症状で，動きが激しい場合は ADL が低下する

b 非運動症状

- 自律神経症状
  起立性低血圧
  便秘・消化管運動障害
  頻尿・尿意切迫感など
- 精神症状
  抑うつ・不安
  幻覚・妄想，認知症状
- 睡眠異常
  不眠，むずむず脚症候群，過眠，レム睡眠行動異常，睡眠時無呼吸症候群
- 感覚障害
  異常覚，錯覚，チクチク感，筋肉痛，腰痛，頭痛など
- 嗅覚障害

神障害を呈する全身疾患であると考えられている．**表Ⅵ-7a** に記載されている運動症状の四大症候は，ふるえ，動作緩慢・無動，姿勢保持障害，筋肉の固さ（固縮）である．そのなかで，動作緩慢による症状は，小刻み歩行，仮面様顔貌，嚥下障害，小さい声，小さい字などがある．姿勢保持障害による症状は，前傾姿勢，突進現象などがある．発病からある程度の時間を経た後に，すくみ足が出現することがある．

　パーキンソン病の非運動症状は，**表Ⅵ-7b** に記載されているように，自律神経症状，精神症状，睡眠異常，感覚障害，嗅覚障害などがあり，自律神経症状には，起立性低血圧，便秘，頻尿，めまいなど，精神症状には，抑うつ・不安，幻覚・妄想などがある．認知症状は，物忘れ，計画立った行動の障がいなどがある．睡眠異常は，入眠障害・中途覚醒，こわい夢・大声を上げる，日中の眠気などがある．感覚障害は，むずむず脚，痛み・しびれなどがある．さらには，

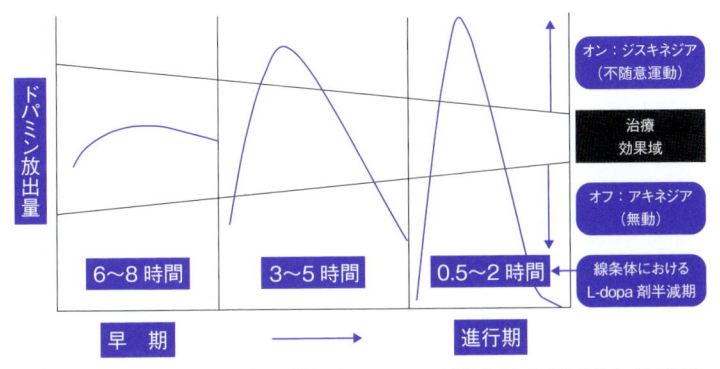

図Ⅵ-4. パーキンソン病の進行とL-dopa剤投与時のドパミン放出量

運動症状発症以前にみられる非運動症状として，便秘，嗅覚障害，レム睡眠行動異常，気分障害や痛みなどが注目されている．

Ⓑ パーキンソン病患者の薬効評価と副作用モニタリング

前述したように，パーキンソン病患者は多彩な症状を有している．そのなかでも，患者本人を苦しめている症状を中心に，QOLを大きく損う可能性のある体調について薬剤師はモニタリングする必要がある．在宅でのパーキンソン病患者の薬物療法は，L-dopa剤が中心となる．**図Ⅵ-4**に示すように，疾患の重症化とともに，L-dopa剤投与時の線条体のドパミン放出量は増加する一方で，ジスキネジアの閾値は低下する．すなわちL-dopa剤の治療歴が長くなるにつれ，ドパミン濃度が急峻化，治療効果域が狭小になり，その結果，ウェアリングオフ，ジスキネジアなどの運動合併症の出現域が広くなる傾向になる．この傾向を踏まえたうえで，薬効の評価と副作用のモニタリングが必要となる．

ⓐ 薬効評価
・ふるえ．
・動作緩慢・無動．
・姿勢反射障害．
・筋肉の固さ．
・薬服用後に効果の現れる時間と持続するオン時間の確認．
・効果のなくなるオフ時間．

ⓑ 副作用モニタリング

　ジスキネジアの発症と持続時間を確認する．麦角系ドパミンアゴニスト（ブロモクリプチン，ペルゴリド，カベルゴリン）は，長期使用による心臓弁膜症の発症が高い．非麦角系ドパミンアゴニスト（プラミペキソール塩酸塩水和物，ロピニロール塩酸塩など）では日中傾眠や突発性睡眠の発症が高い．幻覚・幻想の副作用が軽度の場合は，本人が薬の副作用と認識し許容できるのであれば，すぐに薬物療法では対応せず経過観察することが多い．ただし多剤併用されている場合や，嫉妬妄想などが出現し，家庭内不和をもたらす可能性のある場合，また幻覚・妄想が本人を苦しめていて，著しくADLを損うようであれば，医師に薬剤の整理や抗精神病薬の追加なども薬剤師から処方提案する必要がある．

ⓒ 薬剤師が関与した薬物療法の事例

ⓐ 経　過

　82歳，女性．1994年にパーキンソン病と診断される．2000年に当薬局にて処方せん調剤開始となる．その後，振戦などのパーキンソン症状の悪化と，ジスキネジアが悪化し苦慮されている頃に，夫に当薬局作成のパーキンソン病日誌1週間用の記録を勧めた．1日の起床から就寝までの間で，薬の服用時間，排泄時間，入浴時間などを記録し，振戦などのオフ時間や，体がクネクネ動いてしまうなどのジスキネジアの時間と，その症状の程度を，弱い場合と強い場合の強弱についても簡単に評価記録するよう夫に指導した．その後夫が，受診直前の2週間分の記録を主治医にみせたところ，薬の内容変更と服用間隔を短くするなど処方変更して，一定の効果をもたらした．

　その後，2008年に在宅医療に移行し，2010年より訪問薬剤管理指導が依頼され，さらに薬剤師とのかかわりが深くなっていた．当初は虫がみえたり，入浴中に人がみえるなどの幻覚症状があるも，薬の副作用によるものと許容できていたが，幻覚がいつもみられるようになり，幻覚に起因する食欲の低下から体重も減り，日常生活に支障をきたすようになった．

＜2012年3月処方内容＞

レボドパ・カルビドパ水和物（メネシット®）100mg　7.5T　5×

ペルゴリドメシル（ペルマックス®）250μg　3T　3×

アマンタジン（シンメトレル®）50mg　3T　3×

酸化マグネシウム（マグラックス®）330mg　6T　3×
　　ロキサチジン（アルタット®）75mg　2C　2×
　　同年4月より，幻覚対応のため，クエチアピンフマル（セロクエル®）25mg，抑肝散（よくかんさん）が追加投与されるも効果がみられなかった．

薬剤師からの提案：シンメトレル®の減量・中止．

医師の対応：ペルマックス®250μgの減量・中止．メネシット®100の減量（7.5T 5× → 5T 3×）．抑肝散の効果なく中止に．「部屋に人がたくさんいたり，明け方，夢と混同して火事だと叫んでしまったり，幻覚が減らない」と本人・家族の話があった．同年9月より，シンメトレル®減量開始し，11月中止．メネシット®は6.5Tへ増量．2013年1月には，幻覚は全くなくなるも，振戦がひどくなったため，同年2月にはメネシット®は6.5T 3× → 8T 5×へ増量．あわせて，幻覚がないことが継続しているため，セロクエル®減量・中止となる．振戦は悪化していた．

薬剤師からの提案：トレリーフ®25mgの追加投与．

医師の対応：2013年3月にトレリーフ®25mg　1T　1×追加投与．4月に振戦改善．幻覚なしは継続している．

　　パーキンソン病患者は，多彩な病状に苦しめられていることが多い．現在では薬物療法を適切に使用することで，それらの症状をコントロールすることは可能である．薬剤師は，日々の患者の体調の基本的事項である，食事，排泄，睡眠，体の動き，精神症状などをチェックしながらも，患者本人が感じている日常生活において，とくに支障をきたしている点に注目しながら，日内変動する体調をモニタリングをすることが肝要である．薬剤師のモニタリングは，ややもすれば運動症状に注意が向けられがちであるが，非運動症状にも注意を払う必要がある．また，パーキンソン病患者の死亡原因として第1位である肺炎のうち，嚥下障害に伴う誤嚥性肺炎の発症が多いといわれている．嚥下機能についても特段の注意が必要である．そのなかで，薬学的視点から，現在投与されている抗パーキンソン病薬の投与量の増量・減量・中止，投与間隔の変更などや，症状を緩和させるための新たな薬に関して，積極的に医師に対して処方提案をすることは重要である．薬剤師にはパーキンソン病固有の症状について知識を深め，患者と真摯に向き合いながら情報収集に努め，薬物療法の適正使用に貢献する重要な責務がある．

文　献

1) 山本光利（編著）：GP・レジデントのための　パーキンソン病テキストブック，アルタ出版，東京，2012.
2) 服部信孝：あなたも名医！ここを押さえる！パーキンソン病診療，日本医事新報，東京，2012.
3) 服部信孝：パーキンソン病診療の最前線，新興医学出版社，東京，2012.

〔黄　栄吉〕

5 在宅緩和ケアの概念

　日本における死亡者数は2035年には165.6万人/年に達すると見込まれ（平成24年版 高齢社会白書より），そのうちおよそ30％強は悪性腫瘍によるものとされる．近年はがん治療においても入院日数の短縮化と外来治療の進展が図られており，がんの診断時から治療終了あるいは死亡までの多くの場面においてプライマリレベルでの医療，あるいは介護資源による患者サポートが求められるようになった．在宅ケアでは医療および介護従事者らによりさまざまなかたちのケアが提供されるが，これに加えて在宅緩和ケアでは患者QOLを維持あるいは高めるための手段として，苦痛症状の緩和が用いられる．苦痛症状とは，身体的な苦痛だけを指すのではなく，精神的苦痛や社会的苦痛，患者が自身と疾患との存在に関連して覚える根源的な悩みやもどかしさなども含まれ，これらは包括して「Total Pain」と呼ばれる．「緩和医療」はあくまでも苦痛緩和を目的とした手段の1つでしかなく，薬物治療は主として身体的苦痛や精神的苦痛にアプローチするが，患者が抱える苦痛は必ずしもそればかりではなく全人的なものであることを意識しておく必要がある．

　世界保健機関（WHO）は緩和ケアを，「生命を脅かす疾患による問題に直面している患者とその家族に対して，痛みやその他の身体的問題，心理社会的問題，スピリチュアルな問題を早期に発見し，的確なアセスメントと対処（治療・処置）を行うことによって，苦しみを予防し，和らげることで，QOLを改善するアプローチである」と定義している．また，患者とともに暮らし，悩み苦しむ家族に対する配慮も緩和ケアに包含されている．

A 患者との初めの接し方

　がん対策基本法が2006年に施行され，「診断時からの緩和ケア」というスローガンが示すように緩和ケアを取り入れながら，がん治療を進めていくケースは増加している印象がある．しかし，残念ながらいつかは治療の限界を迎え，人生の終末を見据えざるを得ない状況に置かれる患者がいなくなることはない．病院での治療を終え，もっぱら緩和ケアの対象として地域の診療所や保険薬局

へと戻ってくるまでの間にも，患者やその家族はさまざまなことを体験し，なんらかの価値観や考え方を形成している．患者と接するときには，処方内容の説明やクローズドクエスチョンは控えめにし，まずは患者や家族が多くを語ってくれるよう仕向けてみるのがよい．その内容は病気や薬に関する事柄に限る必要はなく，生活上の不安や世間話に近いものでも構わない．患者のQOLはそれらの多様な価値観に基づいていて，なかには患者の療養生活に対するモチベーションを大きく左右する要素が含まれている．つまり療養生活に対して患者が前向きな動機をもつことへの後押しとなるものを見出すことが肝要で，ケアや薬物治療へのアドヒアランスを得るきっかけとなる．

Ⓑ 自宅での薬物治療の成否要因（オピオイド鎮痛薬を例に）

ⓐ 簡便性

薬物治療の目的を果たすためには，良好な服薬コンプライアンスが保たれる必要があるのはいうまでもなく，そのための手段としての一包化調剤や配薬ボックスの利用，家族やホームヘルパーによる服薬介助・確認などの協力も生活状況に応じて必要である．在宅療養の特性として，患者と家族はもっぱらわれわれ医療従事者の目が届いていない環境で医薬品を使用する．実際に患者がどのようにして薬剤にアクセスし，服用し，整理し，どこにしまっているかの状況の評価は必要で，もしも苦痛症状緩和のための薬剤に手を伸ばすことが困難な状況がみられる場合には，改善策を考案する必要がある．たとえば痛みの緩和に必要なレスキュー・ドーズがなかなか服用できていない場合に，それは薬剤が遠い場所にあったり上肢を自由に動かせないために手にすることが困難なのか，あるいは薬剤の直接の包装を開けることができないのか，または嚥下そのものが不自由なのか，もしくは服用の判断を迷っているのかといった要素について評価し，解決策を導き出さなくてはならない．そのためには居室や服薬介助の環境を把握し，使用薬剤の変更や視認性の向上，ほかにも患者にかかわる人々との連携などを行わなければならないこともある．

ⓑ 安全性とオピオイド鎮痛薬のピットフォール

入院治療や施設での療養と異なり，薬剤の使用とその判断は患者と家族が行う．このような環境では意図の有無にかかわらず誤用が生じる可能性がある．たとえば，定時服用のオピオイド鎮痛薬を時間どおりに服用したことを忘れて

表Ⅵ-8. オピオイド過量投与時の三大兆候と観察

発現順序	瞳孔径の縮小　　　　　　　傾　眠　　　　　　　　呼吸抑制　→ 重複して発現することが多いため，少なくとも縮瞳と傾眠の有無は常に観察する		
観察指標	・瞳孔径2〜3mmからピンホール状	・何もせずにいるとウトウトする ・昼間の睡眠が多くなる	・安静時呼吸数10回/分以下 ・チェーンストークス呼吸が観察されることがある
観察のポイント	・普段の瞳孔径を観察し，過量を疑う際の対照とする ・オピオイドによる縮瞳は暗がりでも散大しにくい	・声かけなどで覚醒する ・傾眠がみられたら呼吸数のチェックを	・安静時や睡眠時の呼吸数を観察しておくと対照にできる ・通常，安静時の呼吸数は15回以上

（文献3）より改変）

重複服用してしまったり，突出痛（不定期に現れる痛み）がなかなか緩和されずにレスキュー・ドーズを短時間内に何度も服用してしまうケース，持続注射のポンプの誤設定・誤動作により指示量を超える鎮痛薬が注入されてしまうケースなどである．副作用により穏やかな療養生活が著しく障がいされてしまう可能性があり，とくに誤用による過量投与には十分に注意しなければならない．オピオイド鎮痛薬の人体における薬理作用として，鎮痛用量を超えると縮瞳と意識障害（傾眠など）がみられ，さらに過量域では呼吸中枢への作用により，呼吸数の低下がみられる．さらに中毒域へと進行した場合には呼吸停止に至ることが考えられ，これは絶対に回避しなければならない．これらの患者不利益を防止するためには正しく薬剤を服用することが大前提ではあるが，もしも過量状態に陥ってしまった場合には，いち早く誰かが気づく必要がある．オピオイドによる縮瞳や意識障害，呼吸数低下は外見上の観察が比較的容易であり，薬剤師が訪問時に副作用の評価項目としてチェックするだけでなく，看護師や医師の訪問時にも行うことで未然に防ぐための観察機会を増やすことができる（表Ⅵ-8）[3]．

誤用のほかにも，過量投与が考えられる要素として，薬物相互作用によるも

のや製剤特性による場合が考えられる．オピオイド鎮痛薬のなかで，フェンタニルやメサドンといった強力な合成麻薬はCYP3A4により代謝され不活化されるが，CYP3A4阻害作用の比較的強いアゾール系抗真菌薬や一部の分子標的治療薬を併用している場合には，鎮痛薬の血中濃度が上昇することがある．また，一定の血中濃度を維持するために設計された徐放性オピオイド鎮痛薬は定時服用の目的で用いられるが，徐放製剤による過量状態では回復するまでの時間が長くなると考えられ，過量状態の観察や対処にそれだけ時間と労力を要することになる．患者の身体に大きな負担をかけるだけでなく，見守る家族の精神的身体的消耗ももたらし，自宅療養の成否を左右しかねない．ここ10年ほどの間にオピオイド鎮痛薬は多様な製剤が登場したことで多彩な選択肢を得たが，副作用の観点も含めた療養生活全体の評価から患者により適した製剤を適用できるよう心がけたい．

ⓒ オピオイド鎮痛薬の投与では「至適用量」を常に意識する・・・

　オピオイド鎮痛薬の至適用量には個人差があり，同じ痛みであっても比較的少量のオピオイドで除痛できる場合もあれば，別の患者では全く異なる用量を必要とすることもある．がん性疼痛にオピオイド鎮痛薬を用いる場合，徐放性製剤を定期的に服用することで一定の有効血中濃度を保ちながら突出痛にはレスキュー・ドーズの速効性製剤で対処することが基本だが，この2通りのオピオイドの使用状況と効果，痛みの状態などを観察しながら用量が適切であるかどうかを判断する．

　がん性疼痛では，経過のなかで痛みの強さや突出痛の頻度が変化することがある．レスキュー・ドーズの使用回数が1日当たり1～2回であれば，そのまま観察を継続するが，4回を超えるような場合には定期投与量の増量を検討する．1日のレスキュー・ドーズ使用回数も参考にし，それまでの定期投与量の30～50％を目安に増量を行う．また，これに伴ってレスキュー・ドーズの1回量も増量する．

　疼痛の軽減や身体状態の低下，過量状態などによりオピオイド鎮痛薬の中止・減量を行う場合には，1日量の20％を目安に減量し，疼痛の悪化がないかどうかを確認しながらさらに20％の減量を行う．1回での大幅な減量や中止は予期せぬ疼痛発現だけでなく退薬症候（下痢・発汗・振顫・不眠・せん妄など）に

より患者を苦しめる可能性があるため行わない．

Ⓓ 終末期の薬物治療をあらかじめ見据えておく・・・・・・・・・・・

　がんの終末期においては著しい体重減少や食欲不振，全身の倦怠感などが観察されることがある．この状態はがん悪液質とよばれ，詳細なメカニズムについて解明が急がれている．この時期には臓器機能も徐々に低下していることが多く，あわせて薬物の代謝や排泄機能も低下している．投与されている薬物やその代謝物が身体状態の低下に相対して増大し，それまでには観察されなかった副作用が発現して患者の苦痛症状を惹き起こしたり，身体機能に負荷をもたらすことが考えられる．このため，使用する薬剤の種類や投与量の吟味が必要となることがある．これについて一定の手法は確立されておらず，多くの場合は苦痛症状の緩和を優先して見直しを行うが，患者の状態が著しく低下する以前の段階で，医師や看護師と看取りの時期の薬剤使用についてあらかじめ相談しておくのがよい．

文　献
1) 独立行政法人国立がん研究センター　がん対策情報センター：がん情報サービス．http://ganjoho.jp/public/index.html
2) 日本薬剤師会（監修）：在宅医療Q＆A，平成25年度版，じほう，東京，2013.
3) 轡　基治：Rp.（レシピ）2012年夏号ケーススタディ　がん性疼痛，11（3），2012.
4) 日本緩和医療薬学会（編）：緩和医療薬学，南江堂，東京，2013.
5) Hallberg P, Martén L, Wedelius M：Possible fluconazole-fentanyl interaction－a case report. Eur J Clin Pharmacol. 62（6）：491-492, 2006.
6) Tarumi Y, Pereira J, Watanabe S：Methadone and fluconazole：respiratory depression by drug interaction. J Pain Symptom Manage, 23（2）：148-153, 2002.
7) Weschules DJ, Bain KT, Richeimer S：Actual and potential drug interactions associated with methadone. Pain Med, 9（3）：315-344, 2008.

〔轡　基治〕

6 在宅緩和ケアにおける薬剤師の役割

A 在宅緩和ケアチームでの薬局薬剤師の役割

　在宅医療は「暮らしを支える医療」であり，医療的な管理をはじめから第一義とするのではなく，患者・家族の生活と治療・医療的な管理などのさまざまな視点を総合的に判断し，生活のなかに医療を溶け込ませていくことが必要である．とくに在宅緩和ケアの領域においては，医療機関から在宅へ移行後，その大半が約2ヵ月で亡くなり，そのなかでもがん患者は数週間で亡くなる方も多いとの報告があり[1]，在宅移行してからの期間が非がんの在宅患者に比べて非常に短いことが特徴である．つまり在宅緩和ケアチームに属するすべての職種は，患者・家族の残された貴重な時間を，彼らができる限り満足のいく時間になるように支えていくことが必要である．

ⓐ チームのなかの薬局薬剤師の立ち位置

　在宅緩和ケアチームの主な職種を（図Ⅵ-5）に示す．患者・家族が決めた残された時間の使い方を，チームとして最大限に尊重するためには，最初からすべての職種が直接的にベッドサイドで患者や家族にかかわろうと思わないほうがよいことが多い．

　医師や看護師は，診察や看護業務のためベッドサイドでの仕事が多くなることは当然であるし，患者・家族も当然のことと受けとめている．しかし，「最愛の家族の弱りゆく姿を多くの人には触れさせたくない」，「介護の疲れで，家のなかが片づいていないため，必要最小限の人しか家に入れたくない」などの思いをもっている患者・家族も多く存在しているため，在宅緩和ケアの場合の薬剤師の役割は，必要なときに必要な医薬品（とくに医療用麻薬）とその情報を供給するという，後方支援の側面が大きいことを理解する必要がある．

　そのうえで薬剤師は，個々の薬局側の事情のみで考えるのではなく，薬局間の連携も想定しながら，薬局システムとして在宅緩和ケアにおいて必要な医薬品（とくに医療用麻薬）を，必要なときに必要なものと量を供給することを大きな役割と捉える．と同時に，患者・家族やチームの多職種からの求めに応じて，医療用麻薬の詳細な服薬指導やバイタルサインのチェック，ベッドサイド

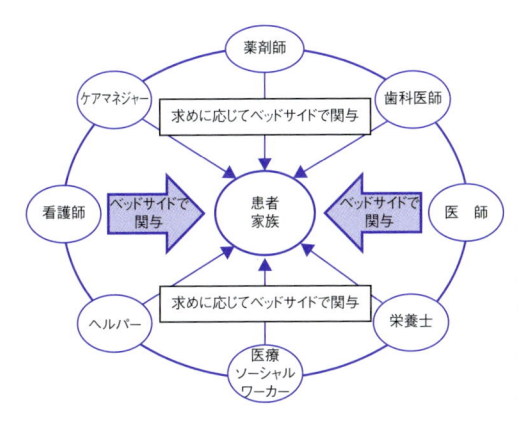

図Ⅵ-5. 患者ごとに立ち位置を変える

在宅緩和ケアチームの場合，患者・家族を近い距離でサポートする職種は医師と看護師．薬剤師などは後方支援をメインとし，必要に応じて介入を行う．

での直接的な服薬管理などに対応できるよう準備しておかなければならない．つまり，薬に関することはすべて薬剤師がやらなければならないというスタンスではなく，直接的な服薬支援について（服薬カレンダーへのセットや残薬数の細かい確認など）は，日常的にベッドサイドで患者と接している職種にお願いし，連携するという判断もときには必要である．

この観点を忘れ，それぞれの職種がそれぞれの立場で「やってあげたいこと，やらなければならないと思うこと」を行ってしまっては，医療者の自己満足により，患者・家族の大切な時間に医療者が土足で踏み込み，その時間を奪ってしまうという悲劇を生み出しかねない．在宅医療の現場では，患者・家族をサポートするチームの顔ぶれが異なるため，常に薬剤師としての立ち位置を確認・修正をしながら関与していく必要がある．

Ⓑ 服薬管理支援のポイント

ⓐ 医療用麻薬

1）供給の側面

医療用麻薬には投与量の上限が設定されていないため，非常に多くの投与量となる場合がある．そのために医療用麻薬の規格は，一般薬に比べてはるかに多い種類が存在している．それらのすべての規格を単独薬局で常時在庫し管理することは容易ではない．しかしながら，患者に在宅の現場で可能な限り不安や苦痛なくすごしてもらうためには，薬局としても医療用麻薬の常時在庫種類

を増やすことは大切である．また，医療用麻薬の注射薬の供給も必要である．
　たとえば，オキシコドン徐放錠を1回40mg服用する場合，薬局に20mgの在庫しかなければ1回に2錠服用してもらう必要がある．しかしながら，がん末期の方が1錠飲むのと2錠飲むのでは苦痛の度合いが違うということと，できるかぎりシンプルな投与方法にすることで，不安感の軽減につながるからである．

2）服薬指導の側面

　医療用麻薬などの緩和ケアに関する服薬指導を一般的な薬局の窓口でする場合には，個室でもない限り他人に聞かれてしまう恐れがあり，患者・薬剤師双方が突っ込んだところまで話ができないという状態になる．しかし，在宅医療の場は患者のプライベートな空間であり，患者・家族は不安を徹底的に話したり，ときには涙しながら思いを訴えることもできる．一方薬剤師側も，人に聞かれる恐れはないので，正面から患者の不安を受けとめ，それに対しての適切な回答を丁寧に説明することが可能である．医療用麻薬が開始されると，患者・家族は「やはり自分（家族）の病状はここまできたか」と，不安な気持ちに蓋をされている場合が多く，いかにその不安な気持ちを解消し，残された時間を有意義に使ってもらうために，患者・家族の思いを傾聴し，不安や不満については関係多職種と密な連携を取り合い対処することが必要である．その際には，患者・家族ではそれぞれ抱いている不安や不満は異なっているので，それぞれに対処する必要がある．また，気持ちは常に揺れ動いているため，1度解消されたからといっても，次回の訪問時に同じ不安を訴えることもある．在宅緩和ケアの場合には，薬効や副作用の評価をしつつ，患者・家族に寄り添う形で服薬に関する思いを受けとめ，対処することが必要である．

ⓑ 高カロリー輸液

　処方内容をできる限りシンプルにできるよう医師との調整を行い，可能であれば薬局での無菌調剤が必要ない形で患者の手元に薬剤が渡るようにすることが望ましい（無菌調剤を行うと管理が煩雑になり，主介護者の負担が大きくなる）．また，ベッド上の生活か，室内を歩行できるかなどのADLの状態によっても，輸液の容量を考慮することも必要である．

ⓒ 内服抗がん薬

　在宅医療適応のがん患者は大半が緩和ケアをメインで受けているため，抗がん薬治療を終了している場合が多い．しかしながら若年の場合など，一縷の望

みをかけて在宅医療を受けながら，ほかの医療機関で抗がん薬治療を受けている場合がある．その場合には，レジメンの把握に努め，休薬期間を間違えないよう，家族や多職種の協力も仰ぎながら服薬管理・副作用の早期発見を行う必要がある．

ⓓ その他
1）費　用
　2012 年度より高額療養費制度がより使いやすい状態になったが，医療用麻薬の投与量が多かったり，高カロリー輸液の使用などによって薬剤費が高くなる場合がある．その場合，患者・家族からすると高額の医療費を支払わなければならないという状況に陥る．薬剤師としては，患者・家族の経済的負担の相談にものると同時に，多職種との連携を密にとり，患者の経済状況を知ることで，できる限り金銭面での負担を軽減できるよう，医療用麻薬のジェネリック薬の使用も含めて検討し，患者・家族のニーズに応えなければならない．

2）主介護者（キーパーソンの状況）
　服薬の補助を家族もしくは訪問看護師・ヘルパーが行っていることが多い．家族が仕事のため夜間しか服薬の補助ができない場合や，訪問看護師・ヘルパーなどの訪問頻度のことなどを総合的に判断し，状況にあわせた規格や剤形の選定などを行い，医師に処方提案を行うことも薬剤師の大切な仕事である．

ⓒ 多職種との連携のポイント

　在宅緩和ケアの場合，チーム内での哲学や方向性の共有が非常に重要である．ことあるごとにチームの多職種と顔を合わせる機会をつくり，自身の思いを語り合うことにより，顔がみえるだけでなく，「心がみえる関係」の構築に近づく．
　心がみえる関係を構築する努力のなかで，お互いの考えがわかり，患者・家族の残された時間のために協力できる関係になっていく．

文　献
1) 川越　厚：がん患者の在宅ホスピスケア，第 1 版，9，医学書院，東京，2013．
2) 日本薬剤師会（編）：症例から学ぶ！ 在宅医療の基礎知識，第 1 版，薬事日報社，東京，2012 年
3) ㈱コムファ在宅推進委員会（編）：薬局薬剤師における在宅業務マニュアル，初版，㈱北海道医薬総合研究所，札幌，2010．

〔前田　桂吾〕

7 褥瘡ケアと薬剤

　褥瘡が「介護の恥」といわれた時代は過去になったが，褥瘡の発生は個人因子であるさまざまな要因が皮下組織への圧迫やずれに加わって起きるため，家族だけではなく在宅訪問するすべての職種がその予防に取り組む必要がある．褥瘡のリスクを念頭に置き，アセスメントし，それに対応できる知識や技術はすべての在宅訪問で必要と考えてよい．また，褥瘡発生後は外用薬での治療や，創傷被覆材などでの治療が主となるが，薬剤師は処方された薬剤が適正であるかどうかの判断や，外用薬が適正に使用されるための服薬指導，褥瘡の早期治癒のための環境づくりなどに関与する必要がある．本稿では在宅で実施可能な入門知識[1]について述べてみたい．

A 褥瘡とは

ⓐ NPUAP-EPUAPによる褥瘡の国際的定義[2]

　アメリカ褥瘡諮問委員会（America National Pressure Ulcer Advisory Panel：NPUAP）とヨーロッパ褥瘡諮問委員会（European Pressure Ulcer Advisory Panel：EPUAP）の定義[2]では，褥瘡とは圧迫や，圧迫とずれが組みあわさった結果，骨突出部の皮膚や皮下組織に限局して生じた損傷で，創の深さによりステージⅠからステージⅣに分類される（図Ⅵ-6）．ステージⅠとステージⅡを浅い褥瘡，ステージⅢとステージⅣを深い褥瘡に分ける．

B まずはみんなで予防しよう[3, 4]

　褥瘡はできてしまうとなかなか治りにくいことが多い．治療をするにも褥瘡ができる原因をそのままにしておいては，せっかくの治療も効果があがらない．そのため，何より大切なのは褥瘡発生の原因を取り除く，予防の対策になる．在宅医療では医療や介護関係者の支援時間が十分とはいえないことを考えると，訪問したすべての職種が褥瘡発生の予防について気にとめておくことが大切である．褥瘡は皮下組織に圧迫やズレで起きる虚血性疾患であり，圧迫やズ

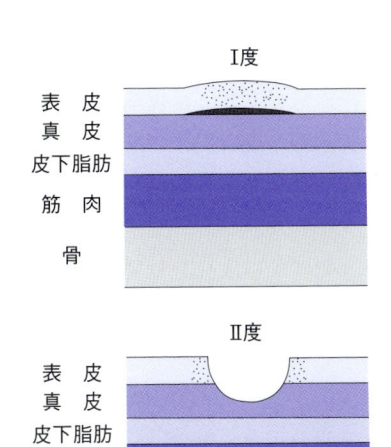

図Ⅵ-6. NPUAP 分類

Ⅰ度
表皮／真皮／皮下脂肪／筋肉／骨

ステージⅠ：消退しない発赤
通常骨突出部に限局された領域に消退しない発赤を伴う損傷のない皮膚

Ⅱ度
表皮／真皮／皮下脂肪／筋肉／骨

ステージⅡ：部分欠損
黄色壊死組織を伴わず創が薄赤色の浅い潰瘍．真皮の部分層欠損．水疱のこともある

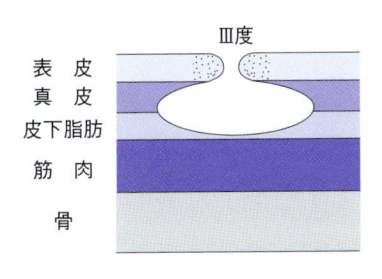

Ⅲ度
表皮／真皮／皮下脂肪／筋肉／骨

ステージⅢ：全層皮膚欠損
皮下脂肪までの組織欠損であるが，骨，腱，筋肉は露出していない．黄色壊死組織が付着していることがある．ポケットや瘻孔が存在することもある

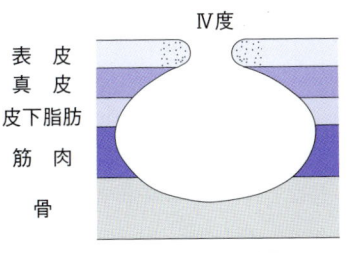

Ⅳ度
表皮／真皮／皮下脂肪／筋肉／骨

ステージⅣ：全層組織欠損
骨，腱，筋肉の露出を伴う全層組織欠損．黄色壊死組織または黒色壊死組織が付着していることがある．ポケットや瘻孔を伴うことが多い

レを取り除くことを「除圧」といい，褥瘡予防の最重要項目である．

ⓐ 個人的要因のリスクをチェックする

　圧迫を受けやすい個人的な要因があれば，皮膚が赤くなったり（発赤）していないかチェックする必要がある．仰向けに寝ているときは，仙骨部に体重の

44％がかかるので，寝たきりの患者さんを訪問したときには，「お尻の上あたりが赤くなったりしていませんか？」の，声かけできれば目視確認をするとよい．横向きに寝ていれば大腿の付け根の大転子部の皮膚変化に注意しなければならないし，車椅子などに腰かけている時間が長いと坐骨部に褥瘡が発生しやすくなる．

寝たきり，または車椅子での生活は，体位が同じになりがちで1ヵ所に圧がかかりやすくなる．拘縮がある場合は体位を変えること自体が難しくなり，発生リスクは高くなる．原因は高齢だけでなく，基礎疾患（脳血管障害後遺症，脊髄損傷，糖尿病の合併症，関節リウマチなど）による日常生活動作（ADL）の低下もある．知覚異常があると圧迫による痛みを感じないため，体位がそのままになり褥瘡が発生しやすい．

食事が摂れないと皮下組織がもろくなり，褥瘡が発生しやすい．そのため，終末期は食事が摂れない人が多く，動きも少なくなり褥瘡が発生しやすい．

ⓑ 除圧が常に行われるようにする

体圧分散マットはリスクにより使い分けをする．体圧分散マットは利用者のADLにあわせて種類を選べるが，最近ではどのランクにも対応でき，リハビリテーションや移乗の際には柔らかさの調整機能がついたものもあり，使い勝手がよくなっている．介護保険の福祉用具貸与サービスの専門家の意見を聞いて利用するとよい．

ベッドでは30度以上の頭側を挙上すると仙骨部に大きな圧がかかるので，角度に注意する．また，頭側挙上を行ったり解除したりしたときは，背中とベッドの間に介護者の手のひらを滑らせて，ずれ（力）を逃がすようにする（背抜き）必要がある．

最近は「寝たきり」を避けるという目的で，車椅子に「座りきり」の患者もよくみかける．車椅子はベッドより除圧がしにくく，日本の車椅子は姿勢保持の機能が十分でないものがまだほとんどである．背もたれと座面の角度が調節できるチルト式の車椅子を選べるとよいが，せめて除圧クッションを用いて褥瘡予防する．

ⓒ 生活動作を観察しよう

日常動作は無意識で行われることが多いが，そこに褥瘡発生や悪化の原因が見受けられる場合が多い．ベッドから車椅子やポータブルトイレへ移乗する際の引きずりや，ベッドで頭側挙上しているときに体がずり落ちているのを直す

のに引きずりあげていないか，またリハビリのつもりで行っている運動がズレを引き起こしていないかなど，居宅だけではなく，利用している通所介護やショートステイがあれば，そこでの生活のしかたも把握したい．送迎の方法が原因になることもある．

ⓓ 栄養不良や脱水が起きないようにしよう

食事の量だけでなく質にも気を配り，栄養不足や偏りがないか確認する．もし栄養素まで考えた献立を取り入れることが困難である場合は，栄養補助食品が多種販売されているので，食事の足しにしたり，おやつに食べてもらうなど，勧めてみるのもよい．レトルトパックの食事やゼリー状のデザートなど，創の治癒に必要な亜鉛，タンパク質を強化したものもあり，患者の嚥下能力にも対応できるようになっている．

ⓒ 褥瘡治療薬

褥瘡は圧迫により皮下組織が壊死を起こすという虚血性疾患であるため，血液により運ばれる内服薬は効果がほとんど期待できない．そのため治療は外用薬を用いる．

ⓐ 褥瘡治療の考え方

褥瘡には，真皮までの「浅い褥瘡（ステージⅠ，Ⅱ）」とそれ以上の「深い褥瘡（ステージⅢ，Ⅳ）」に分けられる．また創には急性創傷と慢性創傷がある．褥瘡のほとんどは慢性創傷で，加齢により皮下組織の修復能力も低下しているため，常に創を確認しながらの治療が必要になる．さらに深い褥瘡では壊死組織除去（デブリードマン）が必要だが，在宅では外科的な処置ができない場合もあり，病院との連携が必要である．

ⓑ 外用薬の使い分け

褥瘡が治癒に向かうためには，創の水分量が60％前後であることが必要である．滲出液が多ければそれを吸収する水溶性基剤の外用薬を用いるし，乾いた創には水分量により水中油型基剤（O/W）や油中水型基剤（W/O）の乳剤性の基剤の外用薬を用いて水分調整していく．軟膏類については日本褥瘡学会から発行されているガイドラインやガイドブックを参照されたい[3, 4]．薬剤師は必ず基剤と軟膏に含まれる水分量を確認して，適正な外用薬の選択にかかわってほしい．

1) 浅い褥瘡

　プロスタグランジン E_1,塩化リゾチームなどを含む軟膏,または白色ワセリンを塗布したうえにポリウレタンフィルムで被覆する.滲出液が少なければ2〜3日に1回の処置でも対応できる.

2) 深い褥瘡

　深い褥瘡への対応の優先順位は「感染制御」,「壊死組織除去」,「ポケット（瘻孔）の縮小」の順で行う.

D 褥瘡治療薬の服薬指導

　予防の対策に加えて褥瘡処置を誰に割り当てていくかのマネジメントが必要になる.家族の介護力があればよいが,老々介護や独居では期待できないし,たとえ家族がいても褥瘡処置が精神的に負担になる場合も多い.だからといって訪問看護ばかりあてにすると,費用の負担が大きくなる.多職種で協力し,休みの日は家族も参加するという取り組みにするとよい.外用薬の使い方は塗布する場所,量,取り換え回数などわかりやすく書いて貼り出したり,デイサービスなどへの通い袋に入れておくと,いつも同じ処置ができる.処置用材料も薬局が準備できるとよいだろう.在宅での処置の流れは一般的には以下のようになる.家族やサービス担当者と一緒に行い,適正な外用薬の使い方ができるよう服薬指導していく.

ⓐ 創の観察

　創を観察し大きさ,深さ,壊死・肉芽・滲出液・上皮化・感染・ポケットについて記録する.毎回同じようにみえて,創は常に変化するため,前の記録と比べるためにも写真撮影は必要である.主治医に報告するときも写真があるほうがよい.共通アセスメントのDESIGN（褥瘡重症度分類）については日本褥瘡学会のHPに載っている.難しければ褥瘡とスケールを一緒に写真に撮っておくだけでも,褥瘡についてよく知っている人に相談したり,チームでの情報共有の際に役立つ.

ⓑ 洗　浄

　水道水のぬるま湯で綿棒などを使って優しく丁寧に洗う.その後は水分を拭き取る.

ⓒ 外用薬塗布

塗布というよりは「置く」という量を用いる．ポケットがある場合は外用薬がいき渡るようにする．

ⓓ 創面の被覆

滲出液が多い場合はガーゼをのせ，少ない場合はガーゼなしでポリウレタンフィルムで被覆する．滲出液が多い場合はガーゼを分厚くするのではなく，もれた滲出液を吸収できるようにフィルムの上に尿取りパッドなどをのせて固定する．

Ⓔ 褥瘡の早期治癒のための環境づくり

本人を含めてかかわる職種や家族が褥瘡発生のリスクを理解して，常に除圧に対して気配りと対応ができるということが，最も重要である．薬剤師は創のアセスメントに基づいた外用剤の提案をし，処置にかかわる全員にその塗布量，交換の時間，処置の仕方などを指導できることが望ましい．はじめは創の写真を撮らせてもらい，記録係として勉強していってもよい．

他職種と連携をスムーズにとるためには，こちらからの情報発信が欠かせない．他職種から得られた情報は必ずしも薬剤師の視点とあっていないかもしれないが，患者への多方面からの支援が大切であることを理解し，チームとしてのよりよい方向性に活かすべきである．いろいろな意見を調整していく能力も大切である．在宅医療は「地域包括ケア」の時代である．褥瘡は患者の生活要因が影響することから，薬剤師も薬だけをみているのではなく，患者を全人的に把握しながら支援していきたい．

文 献

1) maruho 医療関係者向けサイト：褥瘡（床ずれ）の正しいケアと治療のために「褥瘡辞典」．
http://www.maruho.co.jp/medical/jokusoujiten_fm/
2) NPUAP/EPUAP：NPUAP/EPUAP 合同制作：ガイドライン「褥瘡の予防＆治療クイックリファレンスガイド（Pressure Ulcer Prevention & Treatment Quick Reference Gide）」，宮地良樹，真田弘美（監訳），日本褥瘡学会，日本創傷・オストミー・失禁管理学会，株式会社ケープ，神奈川 2009．
3) 日本褥瘡学会（編）：在宅褥瘡予防・治療ガイドブック，照林社，東京，2008．
4) 日本褥瘡学会（編）：褥瘡予防・管理ガイドライン，照林社，東京，2009．
5) 厚生省老人保健福祉局老人保健課（監）：褥瘡の予防・治療ガイドライン，照林社，東京，8，1998．

〔水野　正子〕

8 在宅経腸栄養法

　まず，強調しておきたいことは，「胃瘻などの経腸栄養法は栄養摂取の手段であって，イコール延命措置ではない」ということである．昨今のいわゆる胃瘻バッシングの影響で，一般の方々同様に一部の医療・介護従事者にも，胃瘻や栄養療法のネガティブな部分が焼きついている感がある．だが，ほかの薬物療法に置き換えいまいちど考えてほしい．たとえば糖尿病の患者に「治療期間を延長するだけだから」と，糖尿病薬の服用やインスリンの自己注射を否定する薬剤師が居るだろうか？　栄養療法もほかの薬物療法と同様・同質のものである．過不足で副作用は生じるし，適応も禁忌もエンドポイントもある．あえて薬物療法との違いをあげるならば，エンドポイントの見極めが難しいということであろう．栄養療法のエンドポイントはその人の生死に直結するだけでなく，その人を取り巻く家族・社会の生死にも大きく影響することが，エンドポイントの見極めをより困難にさせるのだろう．

　ともかく銘記していただきたいことは2つ．①経腸栄養法は消化管を用いる「自然な」栄養摂取の手段（治療法）であり，適切な栄養療法とリハビリによって栄養状態と身体機能を回復・維持は,穏やかな療養生活をもたらし得ること，②たった一口・スプーン一杯であっても，「口から食べられる」ことは，患者・家族の「生きていてよかった！」につながる，すなわち QOL 向上に寄与する「日常」であるということである．

Ⓐ 実際になすべきこと

　では，実際に経腸栄養法患者の支援・管理を依頼されたとき，われわれ薬剤師は何をすべきか考えよう．在宅経腸栄養において薬剤師が行うことは，大別すると，ⓐ必要となる物品の供給，ⓑ供給した物品の適正使用のための管理，ⓒ多職種との情報交換であろう．

ⓐ 必要物品の供給

　処方せんに基づき，経腸栄養剤やその他の薬剤を調剤し，訪問（持参）するのはもちろんのことである．物品の調達すなわち「兵站」を担えるのが薬局の

最大の特徴であるから，経腸栄養にかかわる医療・衛生材料の販売も行いたい．薬剤師がかかわっているにもかかわらず，衛生材料を買い求めに家族が右往左往する姿はあってはならない．

とはいえ，医薬品と同様で多種多様に存在する医療材料の類を幅広く備蓄しておくことは薬局にとって相当の負担となるのも事実である．地域の多職種で地域として使用する物品を事前に取り決めたり，卸問屋による分譲販売システムを利用するなど，薬局の負担にならない仕組みづくりも不可欠である．

ここで1つ注意しておきたいことは，経腸栄養薬を用いる衛生材料のなかには，医療機関での指導管理料の基に，医療機関からの提供が義務づけられているものもある．退院時カンファレンスには可能な限り出席し，①どのような医療・衛生材料を用いていて，②どのくらいの量を使用し，③そしてその補充・供給はどのようになるのかを，事前に確認・交渉すべきである．

ⓑ 供給物品の管理

医薬品と同様で提供するからには，使用方法やトラブルの対処方法についても熟知しなければならない……，という当然の話である．ともすると物品を供給するのみで使用法は実際にケアする看護師などにお任せになりがちだが，患者・介護者サイドからすれば，売るからには使用方法もメリット・デメリットも薬剤師が熟知していると考えるのは当然のことだろう．

薬剤のチューブ通過性のみならず，最適な注入の手順，チューブやイルリガートルの適切な洗浄・消毒方法など，また半固形化投与法の手技や，注入にポンプを用いている場合にはポンプの使用法についても知識を備えておき，いつでも対応できるようにしておきたい．たとえば，胃瘻には大きく分けて4種類のタイプが存在するが，交換や洗浄の利便性や接続の難易，ボディーイメージなどにより長所・短所がある．薬剤師が胃瘻の種類の選定をすることはないだろうが，薬剤の通過性や日常管理の仕方も異なるので，どのタイプを用いているかを事前に確認しておけば，状況によりタイプの変更をしていただくよう医師に提案することもできる．

また，昨今話題の半固形化投与法であるが，既成品の半固形化栄養剤はほとんどが食品タイプの製品（保険適用にならない製品）であるので患者負担が高額になりがちである．保険適用のある経腸栄養薬に寒天などの固形化材を用いて半固形化することもできるが，その手技ができない介護環境もある．それに，半固形化は胃食道逆流の低減や，注入時間の短縮，便性状の改善などに期待が

もてるが，もちろん万能ではないし，また，万人に半固形化投与が必要というものでもない．必要な物品・手技・情報は，個々の患者の状態や介護環境・生活環境などにより逐次変化していくものと捉えておくべきものである．

ⓒ 多職種との情報交換

これは，とくに在宅経腸栄養法患者に限ったものではない．しかし，経腸栄養法は通常の「口からたべる」を補う治療法であり，栄養療法は薬物療法以上に全身状態に影響をおよぼす治療法である．その一方で在宅においては，栄養状態把握のための血液検査はおろか体重測定もままならないケースも少なくない．それゆえ，多職種との情報交換を常に心がけたい．

すなわち，①指示された経腸栄養法が支障なく行われているか，②それに伴うトラブルはないか，③経口摂取の状況・摂取量の変化，④発熱・下痢・嘔吐などの体調の変化，⑤身体活動性・リハビリの頻度・活動量の変化，といったin/outの変化や患者・家族の心情や環境の変化を緊密に情報交換し，栄養剤投与量や水分量の設定，投与方法・手技の設定など，常に最適な経腸栄養の管理が行えるよう心がけておきたい．

Ⓑ さらなるスキルアップのために

経腸栄養に関するスキルアップは，「感心をもち，考え，動くこと」これだけで成し得る．なぜなら経腸栄養は，われわれも日々「行っている」からだ．普段の食生活のなかで，栄養摂取に感心をもち，思い巡らしながら摂食するだけで相当なレベルアップができる．味覚・嗅覚・嚥下・咀嚼・満腹感・空腹感，など直感的に理解できることがたくさんあるはずだ．

それでも困ったら，とくに多職種が集まるような栄養サポートチーム（nutrition support team：NST）関係の勉強会に参加することをお勧めする．はじめのうち，多職種参加の勉強会は参加に躊躇することも多い．しかし，知らないことに臆することなく，多職種に教わり・教えながら，互いにスキルアップしていくことは，栄養療法の知識・技術を深めつつ，多職種とのつながりも深めることができる，一挙両得な方法である．勉強会で得たスキルを患者・家族にお返しし，現場で生じた問題を再び勉強会で聴いてみる……，このサイクルがさらなるスキルアップにつながっていく．

亡くなられる「さいごの日」も，フルドーズの経腸栄養とコンプライアンス高い服薬を実践するのだろうか？　冒頭にも述べた通り胃瘻は手段である．箸かスプーンか，はたまた胃瘻で食べるか程度の違いであるが，一般の人にはそう簡単に理解できない理論かもしれない．とはいえ，「ピンピンコロリ」で逝きたいと理想を描いているのもまた事実．つまり在宅経腸栄養法は，究極的には，患者・家族の人生そのものなのだろう．そして，それを個々の専門性で微力ながら支えるのが，われわれ医療・介護従事者の役割ではないだろうか．それゆえに「栄養」は多職種を結びつけるのである．結びつきで得た力はその患者・家族はもちろんのこと，次の患者へ，さらには地域へ連ねていきたいものである．

文　献

1) 吉田貞夫：静脈栄養・PEG から経口摂取へ：PEG から経口栄養へ（Nursing Mook 65）．学研メディカル秀潤社，東京，2011．
2) 若林秀隆, 藤本篤士：サルコペニアの摂食・嚥下障害　リハビリテーション栄養の可能性と実践．医歯薬出版，東京，2012．
3) 小山珠美：ビジュアルでわかる早期経口摂取実践ガイド．日総研出版，東京，2012．

〔長谷川　聰〕

9 在宅中心静脈栄養法

　在宅中心静脈栄養法（HPN）とは，食事の経口摂取が困難あるいは不十分な患者に対して，在宅で経静脈的に高カロリー輸液（生命維持に必要な糖質，アミノ酸，脂肪，ビタミンおよび微量元素を含んだ栄養液）による栄養成分の投与を行い，栄養状態を正常に保つ療法である．在宅で中心静脈栄養法（TPN）を行うことで，入院生活から解放され，社会復帰の考慮も可能となる．中心静脈にカテーテルを留置したまま，患者やその家族らが輸液の交換などを行い，常時点滴をしながら日常生活を送ることになるため，留置部位の細菌汚染，カテーテルの閉塞，代謝障害などへの十分な配慮が求められる．医師，薬剤師，看護師などによる適切な管理・指導が重要となるが，適切な管理が行えればこの栄養法は在宅でも安全に施行することが可能である．

Ⓐ 中心静脈栄養法（TPN）

ⓐ 輸液組成

　栄養の3大栄養素である糖質と，アミノ酸を含んだ高カロリー・高浸透圧の電解質輸液を基本とする．脂質の投与は通常，中心静脈とは別に末梢静脈から投与することが多い．

　一般的な組成として，1日輸液量が1,000〜2,000mL，糖質が30％以下，NPC/N比（非タンパクカロリー／窒素比）が120〜150とされている．また，ビタミンB_1の投与は必須であり，長期間HPNのみで栄養管理されている患者では，さらに微量元素の添加も必要となってくる．

　これらを個別処方に基づき無菌下で調製を行っていたが，近年では中心静脈栄養法用輸液のキット製剤（図Ⅵ-7）が市場されており，これら製剤を基本として投与設計されている．また，充填ずみ注射薬（プレフィルドシリンジ製剤，図Ⅵ-8）も発売されており，無菌下でなくとも安全に混合をすることができるようになっている．

ⓑ 中心静脈カテーテル（CVC）

　通常，内頸静脈または鎖骨下静脈から穿刺し，上大静脈に留置したカテーテ

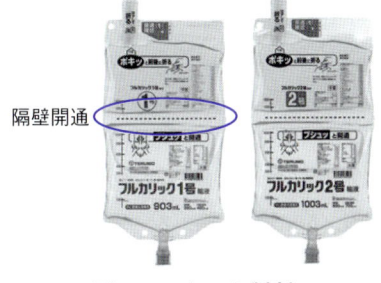

図Ⅵ-7. キット製剤
（テルモ HP より）

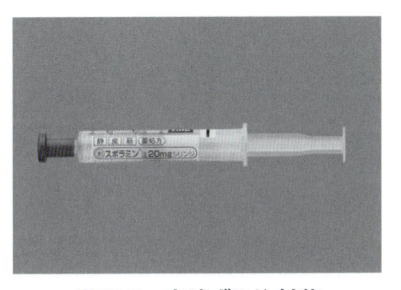

図Ⅵ-8. 充填ずみ注射薬
（ニプロファーマ HP より）

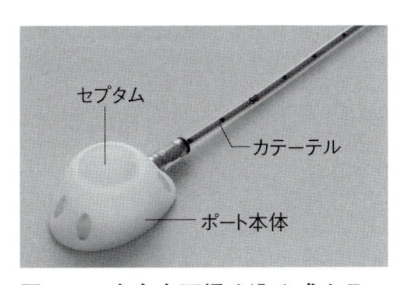

図Ⅵ-9. 完全皮下埋め込み式カテーテル
（メディコン HP より）

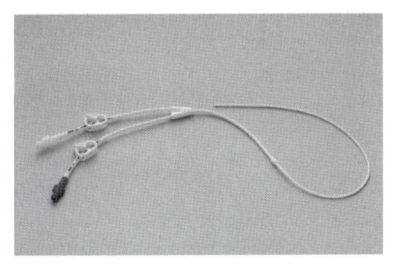

図Ⅵ-10. 体外式カテーテル
（メディコン HP より）

ルから投与することになる．HPN の場合，衛生上・管理上の点から完全皮下埋め込み式カテーテル（CV ポート，図Ⅵ-9）を選択していることが多いが，体外式カテーテル（図Ⅵ-10）や，橈側もしくは肘静脈からカテーテルを上大静脈内に留置する末梢挿入中心静脈カテーテル（PICC）を用いていることもある[1]．

最近では，PICC を用いて在宅管理を行うこともあるが，カテーテル関連血流感染（Catheter Related Blood Stream Infection：CRBSI）予防[2]や CVC と比べ深部静脈血栓症のリスクが高いため[3]，PICC からの投与時にはより厳重な管理が必要となる．

ⓒ 投与方法

HPN の場合は通常，在宅での使用にあわせた専用の小型軽量な輸液ポンプを使用する．CV ポートのリザーバーにフーバー針を穿刺し，各ポンプ専用の輸液ラインを接続して投与となる．CRBSI 防止目的から，不要な三方活栓な

どの使用は避けることと閉鎖式輸液システムを用いるのが望ましい．

　注入方法は，24時間持続注入法と間欠注入法がある．24時間持続注入法は，輸液を24時間継続して投与する方法である．この方法は，点滴ラインの交換が週1～2回程度ですむため，介護者への負担が少ない反面，24時間拘束されているので患者の束縛感が強い．間欠投与法は，1日量の輸液を6～12時間で投与終了させる方法である．この方法は，投与終了後には輸液ラインを抜去できるため，患者QOLの向上につながる反面，毎日輸液ライン，フーバー針を交換しなければならないため，物品代の負担が大きくなるのと，毎日穿刺するため，患者への負担が大きくなる．

Ⓑ 処方を受ける前に

　HPNは，実際に処方を受け取る前の準備段階が重要である．HPNを安全に施行するためには，院内外の管理体制の整備が必須となる．そのためにも以下のことを事前に確認する必要がある．また，依頼をされた時点でまだ入院中であり，退院時共同指導を実施する予定があるならば，そこに参加することで，より多くの情報が効率よく入手できる．もし退院時共同指導が実施されなかったとしても，必要事項をきちんと確認をしておくことが大切である．

ⓐ 使用薬剤・投与方法

　病院で行われているTPNが，すべて在宅にて行えるというわけではない．院外処方として供給できる薬剤に制限があるため[4]，退院に向けて調整が必要である．また，在宅移行後は家族の方が管理を行うため，輸液ラインを1本にしたり，側管投与をなくしたりと，簡潔な投与方法となるよう調整が必要である．そして一番注意が必要なのは，実際の処方内容の確認である．院外処方せんの形式では，注射薬は総量で記載をするため，実際の調製量と異なった記載となる[5]．そのため，実際の調剤方法を確認しておくことが重要である．

ⓑ 患者状況，連携体制

　実際に施行する際には，患者・家族の方のTPNに対する理解度や手技の取得状況を確認する必要がある．最近ではTPN用輸液のキット製剤を使用している患者が大部分である．これらは投与時に隔壁の開通やビタミン投与を患者本人・家族に実施してもらうため，だれが実施するのかを確認しておく必要がある．入院中に十分教育を受けているが，なかには間違って理解をしていたり，

表Ⅵ-9. HPN に必要な物品例

品名	注意点
在宅中心静脈栄養用輸液セット	・医療機関で管理加算を算定している場合は月6セットまで （7セット目以降は特定医療材用として請求） ・調剤薬局で供給する場合は処方せんに記載 （特定医療材料として供給）
フーバー針	
輸液バッグ	
綿球または綿棒	綿球の場合はピンセットが必要
ガーゼ（滅菌）	―
固定用サージカルテープ	―
フィルムドレッシング材（滅菌）	穿刺部を覆うのに十分な大きさなもの
注射器	10mL 以上のもの
10%ポビドンヨード	綿棒とセットのものが望ましい
クロルヘキシジンアルコール	0.5％以上を推奨[2]
消毒用エタノール綿	1枚ずつ個装されたものが望ましい
生理食塩液または ヘパリン加生理食塩液	カテーテルの種類，ライン抜去時間により使い分け

高齢者の場合，力が弱く隔壁を開通できなかったりすることがある．HPN 実施には家族の協力なくしては実施できないため，本人のみならず家族の状況についても確認をしておく．

連携体制については，緊急時の対応や連絡先などの確認が必須である．医療機関はもちろんのこと，介護関係や家族の方の連絡先も確認しておく必要がある．とくにポンプトラブル時の対応法についても確認が必要である．

Ⓒ 必要物品

必要物品について表Ⅵ-9 に示す．これらの物品をどこが供給するのかを確認しておく必要がある．必要物品には保険算定内で出されるものや，処方せんで出すもの，自費購入してもらうものとさまざまである．ここに示したのは基本的なものであり，これ以外にも必要となる物品もある．在宅中心静脈栄養用輸液セットはポンプごとに固定となるため，使用するポンプの確認も必須となる．

C 輸液剤の調製と供給

　調製に当たり注意しなければならないことは，ビタミンB_1投与が必要不可欠な点である．1997年に，当時の厚生省から「緊急安全性情報」として勧告があり，ビタミンB_1欠乏による重篤なアシドーシスやウェルニッケ脳症による死亡例が報告され，その後，数回にわたって通知が出されている．また，各製剤の添付文書にも警告として記載がある．つまりHPNにおけるビタミン剤添加もれは，調剤薬局薬剤師にとっても死活問題となる．現在，TPN用輸液のキット製剤であればビタミンが含まれているものが多いが，もし，ビタミンB_1が添加されていない処方せんを受理したときには，必ず処方してもらうように疑義照会をする必要がある．

　また，HPN実施時には，光による影響を避けるため，輸液バックを覆う遮光袋が必要となる．とくにビタミン類は光に弱いため，必ず遮光袋を使用する．

　供給については，薬学的な安定性や感染，管理上の問題などを踏まえ，患者・家族と十分確認をして供給する必要がある．輸液を混合した場合は，その薬剤の配合変化・安定性の確認が必要であるし，感染予防の観点からも長期間分の供給は難しくなる．また，安定性・感染予防の観点から，供給した輸液を家庭用の冷蔵庫などに保管してもらう必要があるため，家族と十分打ち合わせを行う必要がある．

D 薬学的管理

　実際にHPNを施行している患者宅に訪問した際の注意点について記載する（表Ⅵ-10）．表に示したことを十分注意しながら，患者の状態や管理状況を確認する必要がある．

　そして，病状に応じてTPN用輸液の内容を変更していく必要があるため，あらかじめ医師と，どのようにしていくのかを確認しながら患者状況を把握していく必要がある．とくに急性期や終末期の患者においては，その輸液内容を変更する必要がある．終末期の患者においては，悪液質の状態であれば輸液療法自体の修正が必要となる[6]．しかし，その見極めは非常に困難であるため，多職種による評価が必要となる．

　このようにHPN実施には，多職種連携による患者状況の把握，輸液療法の

表Ⅵ-10. HPN 施行時の注意点

保管状況	冷蔵庫内に保管できているか，施用前室温に戻しているか
投与方法	隔壁の開通不備やビタミン剤混入もれの有無
交換手技	交換時の手指消毒実施状況，ゴム栓などの消毒，輸液の隔壁開通
ポンプ	流速設定（変更がないか）ポンプ・ライントラブルの有無
穿刺部	疼痛・腫脹の有無，針が抜けかけていないか，ドレッシング材固定状況
身体状況	浮腫や感染症（発熱など），血糖値異常（口渇や四肢冷感，顔面蒼白など），ほか
廃棄物	点滴ラインや輸液バック，針などは医療用廃棄物として廃棄する必要がある．とくに針は針刺し事故を起こしやすいので，ビンなどに入れるようにしてもらう

方針決定が必要不可欠であり，より一層の多職種連携強化が求められる．

文　献

1) 日本静脈経腸栄養学会（編）：日本静脈経腸栄養学会 静脈経腸栄養ハンドブック，南江堂，東京，2011．
2) CDC：血管内留置カテーテル由来感染の予防のための CDC ガイドライン 2011，矢野邦夫（監訳），（株）メディコン，大阪，2011．
3) Chopra V, Anand S, Hickner A, et al：Risk of venous thromboembolism associated with peripherally inserted central catheters：a systematic review and meta-analysis. Lancet, 382 (9889)：311-325, 2013．
4) 厚生労働省：「療担規則及び薬担規則並びに療担基準に基づき厚生労働大臣が定める掲示事項等（平成 18 年 3 月 6 日厚生労働省告示第 107 号）」，2006．
5) 田中信行（監），山田勝士，寺脇康文（編）：処方せんの基本ルールと書き方，エルゼビア・ジャパン，東京，2004．
6) 日本緩和医療学会 緩和医療ガイドライン委員会（編）：終末期がん患者の輸液療法に関するガイドライン　2013 年版，日本緩和医療学会，金原出版，東京，2013．

〔坂本　岳志〕

10 輸液の無菌調剤調製法

Ⓐ 処方受入の注意

　一般的な外来調剤と異なり，在宅で中心静脈栄養用輸液などを使用する患者と保険薬局の最初のコンタクトが，本人の処方せん持参によるものであるケースは少ない．患者の入院先や，退院後の担当在宅医，訪問看護ステーションの看護師，通院の場合であれば処方元などの医療関係者から受入可否の問い合わせがくることがほとんどである．この時点で，患者の基本情報はもとより，退院後使用の薬剤・器材・衛生材料，ほかの医療者の関与，医療麻薬の有無も含めてさまざまな情報を整理し，応需可否の判定にいち早く移行できる体制を整えておくことが以降のケアをスムーズに進めるポイントである．

Ⓑ 処方応需の判定とその他の対応

　そもそも，無菌調剤には，一般的な保険薬局と異なる経営資源—ヒト・モノ・カネ・情報—が必要である．
　処方内容や，患者の病態，医師の治療方針によっては，市販のキット製剤の高カロリー輸液や自家注入可能なプレフィルドシリンジ製剤など（図Ⅵ-11）への代替の可能性が拡がり，必ずしも無菌調製が必須でない場合もあり得る．しかし一方で，患者の病態や処方変更についての十分な知識がなければ適切な対応は不可能である．したがって，モノ（クリーンベンチないしクリーンルームおよび種々の備品）・カネよりヒト（技術や経験を有する薬剤師）・情報（無菌調製に関する知識など）を充実させることが先決である．
　これら諸般の状況を検討した結果，当該薬局が対応不能な場合には，応需可能性の高いほかの薬局の情報を完備し，ネットワークを構築したうえで，他薬局の紹介を含めた代替案を提示できることが，無理な経営資源の投入よりも結果として地域医療に貢献し，ひいては薬局の信頼を勝ち得ることにつながることを念頭に置くべきである．

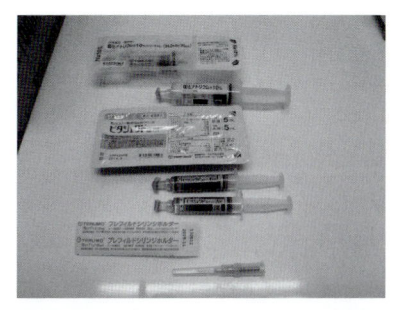

図Ⅵ-11. プレフィルドシリンジ製剤

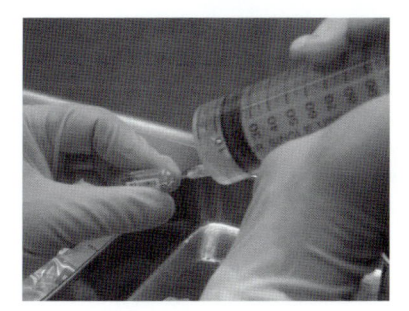

図Ⅵ-12. 薬液の吸引

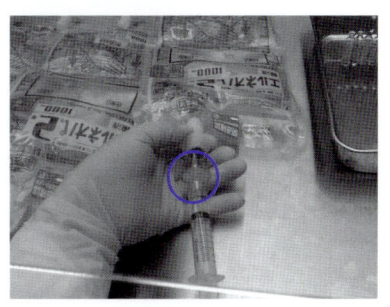

図Ⅵ-13. 注入口から添加
○囲み部分はフィルター．

ⓒ 輸液の無菌調剤調整法について

保険調剤薬局で行う代表的な輸液の無菌調製は，以下ⓐ～ⓒの方法に大別できる．

ⓐ アンプル，バイヤル注射薬などを注入するだけの方法

アンプル，バイヤル注射薬の薬液をシリンジ（ロック用が使用しやすい）と注射針で吸引し，フィルターを通して輸液のなかに添加する（**図Ⅵ-12, 13**）．プレフィルドシリンジ製剤を使用すると作業が容易だが，そのぶん差額は患者負担となる．混合前に輸液と薬剤の配合変化，安定性に加えて，1つのシリンジで一緒に吸引すると配合変化を起こす薬剤もあるので注意する．

また，排出口しかない製品では，薬局での調整の際に排出口を使うことになるが，この場合には，患者が輸液ルートを刺す余地を十分に確保するように留意して注入しなければならない．

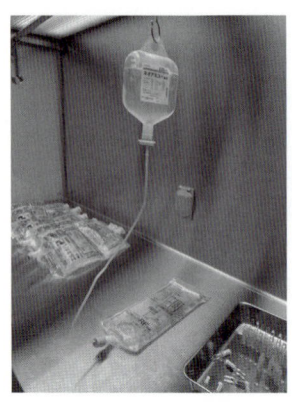

図Ⅵ-14. 連結管を用いる方法

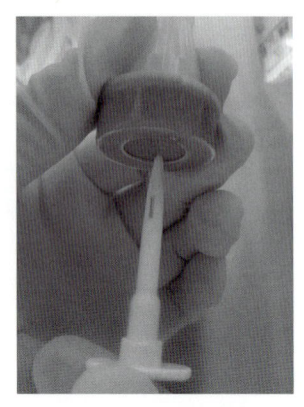

図Ⅵ-15. ゴム栓に垂直に

ⓑ 連結管を用いての2種以上の輸液混合方法

　糖・電解質基本液にアミノ酸輸液を混合する場合や，市販の高カロリー輸液に電解質輸液，アミノ酸輸液，糖液などを添加する場合など，輸液同士を連結管で接続して，基本液または高カロリー輸液側に注入する方法である（図Ⅵ-14）．

　したがって，あらかじめ入れる輸液のバッグの予備容量を調べておく必要がある．また，連結管針は太く，刺す角度によってはゴム栓のコアリング（ゴムが削り取られ輸液内に入ってしまう現象）や液漏れが生じやすいので，ゴム栓の針刺部に対して垂直に刺すよう注意を要する（図Ⅵ-15）．

ⓒ 空の詰め替え用の輸液バッグに入れる方法

　前述のⓑのように1つの輸液に混合するのではなく，空の詰め替え用輸液バッグに注入する方法である．

　複数の輸液の混合や，処方の容量が使用する輸液バッグの予備容量を超える場合などに使用することが多い．詰め替え用バッグはアリメバッグ®（ニプロ）やハイカリック®IVHバッグ（テルモ）（図Ⅵ-16）などがあり，規格も数種類ある．

　これまでの方法のなかで，最も作業が複雑なため作成に時間を要し，輸液バッグの仕入れ値が保険請求より高く，薬局の持ち出しになるケースもある．

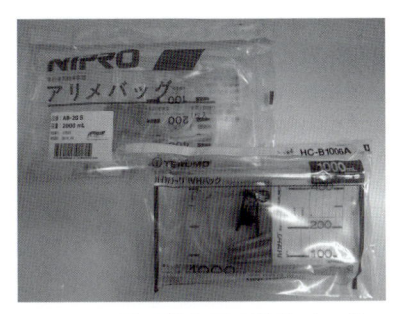

図Ⅵ-16. 詰め替え用の輸液バッグ

　紹介したⓐ～ⓒいずれの方法でも，調整後の輸液はただちに冷蔵保管し，宅配の輸送時にも十分な温度管理を施したうえで，患者宅においても冷蔵保管を指示しなければならない．

〔長富　範子〕

11 在宅患者への物品供給

在宅医療の対象となる患者は，保険診療上「寝たきりまたはこれに準ずる状態で通院困難な者」となっており，その判断は主治医に任されている．基本的には，調剤を受けることや物品を購入するために薬局に来ることができない人が対象となっていることを念頭に置いていただきたい．

A 治療材料とは

2006年の医療法の改正により，健康保険法第63条では，調剤を実施する薬局は医療提供施設と位置づけられた．これにより薬局が単なる医薬品販売店舗でなく，調剤という医療を提供する場所でもあることが明文化された．

さらに保険薬剤師として業務を行ううえで，まず審査支払い機関が審査を行う際の法的根拠となる重要な規則として，療養担当規則というものがある．正式名を「保険医療機関及び保険医療養担当規則」といい，薬局など保険医療機関や保険医が保険診療を行ううえで，守らなければならない基本的な規則を具体的に定めた厚生労働省令である．保険薬局，保険薬剤師の場合には「保険薬局及び保険薬剤師療養担当規則」となっており，その第一条として，（療養の給付の担当の範囲）保険薬局が担当する療養の給付および被扶養者の療養は，薬剤または治療材料の支給ならびに居宅における薬学的管理および指導とすると定められている．つまり，薬剤または治療材料の支給に関しては薬局に課せられた義務となっている．法でいう治療材料とは医療機器を示している．

a 薬事法における物品の位置づけ

薬事法での規制対象となっているものは，医療用医薬品と一般用医薬品のみではない．医薬部外品，化粧品に関しては保険薬局が中心となりかかわってきたが，医療機器も薬事法の対象となっており，2002年7月の薬事法改正では「医療用具」の名称を「医療機器」に改め，医療機器の範囲としては機械器具（手術台および治療台，呼吸補助器，視力補正用レンズなど），医療用品（X線フィルム，手術用手袋など），歯科材料（歯科用金属，歯冠材料など），衛生用品（絆創膏，医療用テープなど）などとなっている[1]．

ⓑ 特定保険医療材料とは

　また，特定保険医療材料とは，保険医療機関および保険薬局における医療材料の支給に要する平均的な費用の額が，診療報酬（手技料，薬剤費など）とは別途に定められている医療材料（医療機器）である．しかし療養内容のうち特定された場合に限って，特定保険医療材料として別に算定することができる．つまり特定保険医療材料とは保険で使用を認められる医療材料（医療機器）のことである．保険調剤でインスリン製剤注射用ディスポーザブル注射器などは多く取り扱われているが，在宅中心静脈栄養法用輸液セット（輸液ラインなど）もこれに当たる．さらに 2014 年の改定では，膀胱留置用ディスポーザブルカテーテル，皮膚欠損用創傷被覆材などが追加となった．

Ⓑ 物流事情と在庫の問題

　「在宅療養指導管理料は必要かつ十分な量の衛生材料または保健医療材料を支給した場合に算定することになっており，保険医療機関は訪問看護ステーションとの連携などにより在宅医療に必要な衛生材料などの量の把握に努め，十分な量の衛生材料等を支給すること（平 15.3.31 保医発 0331014）」とされている．しかし，保険診療内では償還されない医療材料や衛生用品も多く，基本的に医療材料は医療機関から包括的に供給されることになる．その費用は保険診療で償還されるものと，償還されず実費を自費負担するものに分かれる．

　在宅患者診療報酬で管理料，加算などに含まれるものは医療機関から供給することとなっているが，保険診療で償還される医療材料は，処方せんにより保険薬局からの供給も可能なものもある．ただし，この場合には医療機関では当該管理料，加算を算定しないことが条件に含まれる．実際は，管理料を超えて医療材料が必要な場合，処方せんにより保険薬局から供給されることが多い．また管理料にも含まれず，保険診療で償還されない医療材料は，医療機関もしくは薬局より実費で供給されることになる．

　しかし，1 人の在宅患者への供給量が多量になると，医療機関の負担が多くなる．一方で少数患者にしか使用しない医療材料や衛生用品は，その患者が死亡するなどとなると医療機関にとっては不良在庫となり，使用期限となれば破棄せざるを得なくなり，経営を圧迫する状態となってしまう．

　そのため在宅を行う医療機関は，供給する医療材料・衛生用品をいかに効率

よく在庫をまわしていくかが課題となり，まれにではあるが患者に実費で供給するか，もしくは取り扱い業者から直接購入するよう患者に指導する場合もある．しかし，取り扱い業者が薬局であれば問題はないが，卸業者が直接患者に販売するのは，基本的に小売業者でないため違法となってしまう．また，実際に困っている患者を目の当たりにする訪問看護ステーションが直接卸売業者から購入し，患者に小売りする場合には，訪問看護ステーションは小売業者でないため，この場合もまた違法となってしまうこととなる[2]．

ⓐ 包装単位に対する使用量の問題

現在の法律のもとでは，医療機関からの供給もしくは小売業者である薬局からの必要物品供給が正規の供給経路となる．さらに，このような医療用の物品は，1箱当たりの包装単位が大きく，小売りには適していないのも問題の1つとなっていた．そこで近年では大きな単位でなく，分割で卸せる小売業者の流通システムができつつあり，徐々に使用され始めている．

ⓑ 専用性の高いものの物流の問題

医療材料や衛生用品の物流の速度も課題となっている．薬局にて医療材料の供給が事前に予定されている場合には，事前に準備が可能であるが，夜間や休日，時間外の場合や急を要するときなどは，供給できないこともある．通常の医薬品卸経由の物流では特殊なものは医薬品卸にも在庫がないものもあり，医療機関や薬局が在庫としているもので間に合わせなければならない．

また都市部と郡部では物流の速度も大きく異なっており，物品によっては納品に数週間かかるものもある．円滑な物品供給のためにも，普段より必要となる物品に関しては，地域で医療機関や訪問看護ステーションと連携をとる必要がある．

ここで中心静脈栄養法に使用される輸液ラインについて例をあげてみたい．まず，在宅を行う医療機関からは在宅中心静脈栄養指導管理料，在宅中心静脈栄養用輸液セット加算というもので，その費用を診療報酬でまかなうことになる[3]．しかし，在宅中心静脈栄養法を行う患者を受けることが患者層として少ない医療機関の場合には，供給が必要となる物品，中心静脈栄養用チューブセットなどを不良在庫としてもつことに抵抗がある．そこで，在宅中心静脈栄養用輸液セット加算の算定をせず，特定保険材料料として薬局から処方せんで準備することとなる．しかしながら，大きな問題としては在宅医療にかかわる機会が少ない薬剤師にはその医療材料に触れる機会自体が少なく，それぞれの特性

や保険制度について知識が乏しいことがあげられる．また輸液ラインの仕組みや材質について，輸液ラインに使用されるプラスチック素材は同じようにみえるが，メーカーの考え方によりさまざまなプラスチックが応用されている．チューブの素材としてはPVC（ポリ塩化ビニル），PB（ポリブタジエン），PE（ポリエチレン），PP（ポリプロピレン），シリコンなどがあるが，可塑剤の有無，弾性や膨張性，透明度，操作性や薬剤の吸着から耐薬剤性，耐久性，価格に至るまでそれぞれに特徴がある．PVCは安価で汎用されているが，PVC単独ではチューブが硬くなるため可塑剤を添加している．可塑剤としてフタル酸ビス（2-エチルヘキシル）：DEHPが汎用されてきたが，フタル酸とアルコールのエステルであることから，脂溶性薬剤やアルコール含有薬剤の投与によりDEHPが溶出することが問題視されており，PVCフリーやDEHPフリー製品も開発されてきた．コネクタ部分によく使用されている材質ではポリカーボネートが，脂肪乳剤やアルコール綿により破損しやすくなることが問題となったこともあり[4]，材質に関しての知識も安全性の面から求められるものとなる．

1985年からの診療報酬改定に伴い，在宅療養管理料の加算，在院日数の短縮化，包括医療の導入がなされてきた．生活，療養の場が病院から地域や自宅へと推進されると同時に，その地域や自宅での日常に医療的ケアが必要な患者が増加している[5]．在宅医療では内服薬や外用薬だけでなく，さまざまな医療材料や衛生用品が必要になってくる．さらにはその医療材料や衛生用品の選択，使用方法が適正になされることにより在宅療養での安全性を高めること，介護環境を支援すること，さらに患者の経済的な支援にもつながることを知っておいてほしいと願っている．薬事法の番人ともいえる保険薬剤師として，自宅に訪問した場合には医薬品のみならず，医療材料や衛生用品に関してもう一歩踏み込んで在宅支援を行う必要があるのではないだろうか．

文 献

1) 塩原義則：'10-'11今日の薬事法規・制度―講義と演習，初版，京都廣川書店，東京，2010.
2) 日本薬剤師会：平成20年度老人保健健康増進等事業 在宅医療，在宅療養推進のための医療材料，衛生材料供給のあり方に関する調査研究事業報告書．2009.
3) 杉本恵申（監）：在宅栄養管理と診療報酬，大塚製薬工場，医学通信社，2009.
4) 杉浦伸一，橋田 亨，中西弘和：安全な薬剤投与のための医療材料の選び方・使い方，じほう，東京，2010.
5) 林 泰史：在宅医療を支える制度．入院から在宅医療へ―在宅医療ハンドブック，初版，坪井栄孝，田城孝雄，中外医学社，東京，2001.

〔齋藤　直裕〕

Ⅶ 届出および作成書類

1 地方厚生支局，国保連，都道府県，福祉窓口への届出書類

　薬剤師が在宅訪問を行う際は，医療保険（在宅患者訪問薬剤管理指導），介護保険（介護予防居宅療養管理指導・居宅療養管理指導）のいずれかについて報酬の算定が可能である．ただし，患者（利用者）が要支援・要介護認定を受けている場合は，介護保険（介護予防居宅療養管理指導・居宅療養管理指導）が優先される．在宅訪問を行う薬局では，患者の状況によっていずれの場合でも対応できるように準備しておくことが求められる．本稿では，それぞれの場合について，どのような届出が必要か説明する．

Ⓐ 必要な届出一覧

　必要な届出は**表Ⅶ-1**のとおりである．

Ⓑ 医療保険を利用した在宅訪問

　医療保険を利用した在宅訪問は，調剤報酬上の「在宅患者訪問薬剤管理指導料」を算定する．算定には，**表Ⅶ-1**上段の「在宅患者訪問薬剤管理指導に係る届出」をあらかじめ地方厚生（支）局長に届け出る必要がある．

ⓐ 在宅患者訪問薬剤管理指導に係る届出（図Ⅶ-1）

1）提出先：保険薬局が所在する都道府県を管轄する地方厚生（支）局の事務

表Ⅶ-1．薬剤師の在宅訪問に必要な届出一覧

届出内容	保険の種類	提出先
在宅患者訪問薬剤管理指導に係る届出	医療保険	地方厚生（支）局
介護給付費の請求及び受領に関する届出	介護保険	国保連合会介護保険係
居宅療養管理指導・介護予防居宅療養管理指導事業所の指定に係る記載事項	介護保険	都道府県等の介護保険担当部署
生活保護法指定介護機関指定申請書及び中国残留邦人等支援法指定介護機関指定申請書	介護保険	都道府県等の生活保護担当部署

| 保険薬局
コード | | 受理番号 | |

(届出事項)

在宅患者訪問薬剤管理指導を行う旨を届け出ます

平成　　年　　月　　日

保険薬局の所在地
及び名称
電話番号

　　　　　　　　　　　　　開設者名　　　　　　　印

○○厚生(支)局長　　殿

図Ⅶ-1．在宅患者訪問薬剤管理指導に係る届出書（例）
（日本薬剤師会ホームページより）

所など．
2) 様式：とくに定められてはいない．管轄する地方厚生（支）局のホームページに用意がなければ，日本薬剤師会の例を参考に作成すればよい．
3) 提出方法：提出先窓口に提出，郵送．
4) 提出根拠：診療報酬の算定方法（平成20年3月5日告示）．診療報酬の算定方法の制定等に伴う実施上の留意事項について（平成20年3月5日通知）．

ⓒ 介護保険で在宅訪問を行う場合

　保険薬局であれば，介護保険法による医療系サービス事業者として，みなし指定される．このため医療保険のようにあらためて届け出る必要はない．一方，サービスを行う意思がない場合には，みなし指定を辞退することもでき，別途，届出が必要になる．さらに，辞退したサービスを再度行いたい場合にも，みなしの再申請手続きが必要となる．なお，各種届出については日本薬剤師会のホームページで確認できる．

ⓐ 介護給付費の請求及び受領に関する届出

　国民健康保険団体連合会（国保連）は保険者（区市町村）から委託を受け，介護給付費などの審査や支払いを行っている．国保連が，介護報酬の請求に基づいて審査，支払いを行う際の情報として「介護給付費の請求及び受領に関する届出」が必要になる．つまり，みなし指定の場合でも届け出ることが必要であり，この届出がないと給付費の請求ができない．

ⓑ 居宅療養管理指導・介護予防居宅療養管理指導事業所の指定に係る記載事項

　保険薬局についてはみなし指定のため，申請の必要はないが都道府県によっては提出を依頼される場合がある．

ⓒ 生活保護法指定介護機関指定申請書及び中国残留邦人等支援法指定介護機関指定申請書

　生活保護法の介護扶助または，中国残留邦人等支援法の支援給付の受給者に介護保険サービスを提供する際は，指定介護機関の指定が必要になる．なお，生活保護法の指定医療機関の指定を受けていても，別途，指定介護機関の申請が必要である．

〔小泉　篤史〕

2 医療機関からの処方せんへの訪問指示および情報提供書

A 訪問できる薬局の選定

　薬局の選定をする際，まずは患者に希望薬局を聞くことが大前提となる．特定の薬局のみを医療機関が指定することは許されていない．地域の薬剤師会が作成していると思われる「在宅訪問可能薬局の一覧および地図」を参考に患者に選定してもらうとよい．単なる近隣薬局一覧ではなく，各地区で訪問が可能であると手をあげた薬局一覧である．時間外対応，訪問可能距離，麻薬取り扱いの有無，そして無菌調剤の可否などの機能も示されているので選択しやすいと思われる．

　しかし，一覧に載っているにもかかわらず希望薬局に「在宅訪問できない」と断られ，薬局探しが難航する場合，患者にとっても，医療機関にとっても大きなストレスとなる．その場合は，医師がよく連携している薬局を勧められることがある．

B 依頼に必要な指示書類

　医師から薬剤師への指示は，処方せん備考欄への「訪問薬剤管理指導指示」といった指示文言の記載だけでもよい．

　ただし，新規患者への訪問依頼の場合，文書による情報提供は必須となる．患者情報がないまま，処方せんだけが存在しても薬剤師は困る．「調剤と配達」だけが薬剤師の訪問業務ではないので，患者の既往歴，病状，介護者のキーパーソンなどの情報は必要である．情報提供書には定型のものはないが，よく使われているものを図Ⅶ-2 に示すので参考にしていただきたい．

　なお薬局への情報提供は，医療保険で診療情報提供書1（250点／月1回）が算定可能である．ただし，医療機関が介護保険の居宅療養管理指導費を算定していれば情報提供提出は必須となるが，点数（単位数）はそれに包括されるため別途250点は算定できない．

依頼年月日　平成　　年　　月　　日

依頼先	薬局	医療機関名： 住所： TEL： FAX： 　　　　　医師名：　　　　　　　　　　印

患者	氏名：　　　　　　　　　　様　性別　（男・女）
	生年月日：　明・大・昭　　年　　月　　日
	住所：
	TEL：
	介護度：　要支援1・2　要介護1・2・3・4・5 介護支援専門員（所属）：　　　　（　　　　　　　　　　　）

主疾患/既往	

使用薬剤	□　処方せん　および、持っている場合お薬手帳を参照

下記の目標を達成するべく、
薬剤師の訪問薬剤管理指導（居宅療養管理指導）を指示します。

訪問の目標	□　薬を理解、納得してきちんと服用できるように服薬指導および支援する □　薬効の確認および副作用の継続的にチェック（有効かつ安全な薬物治療を援助） □　薬によるADL・QOLへの影響を継続的にチェック □　その他（　　　　　　　　　　　　　　　　　　　　　　　　　）

特記事項	□運動機能障害　　□寝たきり　　□嚥下障害　　□失語症　　□視覚障害　　□聴覚障害　　□認知症　□抑うつ傾向 □経管栄養　□疼痛管理　□褥瘡処置　□ストーマの処置　□カテーテル（コンドームカテーテル、留置カテーテル等）　□点滴の管理　　□中心静脈栄養 □その他（　　　　　　　　　　　　　　　　　　　　　　　　　　）

その他	

図Ⅶ-2.　訪問薬剤管理指導および居宅療養管理指導依頼書・情報提供書

ⓒ 処方せんの受け渡しはどうするのか

いくつかのパターンを示しして説明したい．なおこのうちⓐ～ⓔは正しく，ⓕは禁じられている特定の薬局への患者指導（療養担当規則第2条の5，第19条の3）となる可能性がある．

ⓐ 患者宅から訪問を望む薬局へFAX

医師より処方せんが患者に患者宅にて交付→患者（または家族）が，その処方せんを自身の希望する薬局に患者宅からFAX→薬局はFAXに基づき，調剤の準備をし，患者宅を訪問→患者宅の処方せん原本と，持参した薬に相違がないことを確認し，調剤完了→薬剤管理指導実施．

問題点：患者宅にFAXがあるとは限らないし，仮にあったとしても，患者自身がFAX操作ができるとは限らない．

ⓑ 医療機関によるFAX代行

複写処方せんにしておき，原本は患者宅に置いてくるが，その複写をもち帰り，医療機関から患者の希望する薬局へFAXする方法がある．この代理人によるFAXは，患者がその行為を希望していることを書面で残しておくことで，医療機関による患者誘導ではないことを示す必要がある．もちろんこの場合も，前出の地域薬局一覧をもとに患者が選定した薬局であることが前提となる．

問題点：医療機関がFAX送信を請け負うことになるので，送り間違いが発生しやすい．

ⓒ 介助者による処方せんの薬局もち込み

医師より渡された処方せんを家族や介助者が，患者自身の望む薬局にもち込む→薬局で調剤（その場で介助者にお渡しする場合は外来扱い）→患者宅訪問→薬剤管理指導実施．

問題点：介助者が在宅における薬剤師の役割を理解していない場合，薬局窓口で薬をもらってしまい，薬剤師が訪問せずに終わるケースがある．医師，看護師，ケアマネジャーらから薬剤師の役割を的確に説明されている場合，訪問につながることが多い．

ⓓ 患家に薬局が処方せんをもらいに行く

患者宅にて医師より処方せんが患者に交付→患者（または家族）が患者自身の希望する薬局に電話→薬局から患者宅に処方せんをもらいに行く→もち帰った処方せんをもとに調剤→あらためて患者宅訪問→薬剤管理指導実施．

問題点：薬局と患家がごく近所であれば，この方法に問題はない．しかし薬局から患者宅が遠い場合，時間的ロスが多く薬局側の負担が重くなる．

ⓔ 患者またはその看護にあたっている者が処方せんを電子メールで送信

　2014年2月5日の厚生労働省通知（薬食総発0205第1号）により，電子メール送信が認められた．処方せんをスキャンあるいは撮影などにより画像化したデータを薬局に送ることも可となった．

　もちろん，患者側が薬局を自由に選択できる体制であることは必須である．

ⓕ 医療機関が特定の薬局に処方せんを渡す

　医療機関で発行された処方せんのほとんどすべてが，特定の薬局に回っている場合があると聞く．「〇〇薬局がお薬をもってきてくれるけど，そこでよいですか？」と医療機関が患者に質問すれば，たいていの場合，患者は断りきれない．何度もいうが，患者の希望する薬局を選んでもらうべきである．

　また，本来処方せんは患者自身に対して交付されるべきものなので，この行為は正しいとはいえない．

〔川添　哲嗣〕

3 薬学的管理指導計画書の書式と記載のポイント

Ⓐ 薬学的管理指導計画書とは？

ⓐ 薬学的管理指導計画書の定義

薬学的管理指導計画書は,「調剤報酬点数表 第2節 薬学管理料 15. 在宅患者訪問薬剤管理指導料」に以下のように定義されている.

> 「薬学的管理指導計画」は,処方医から提供された診療状況を示す文書等に基づき,又は必要に応じ,処方医と相談するとともに,他の医療関係職種(歯科訪問診療を実施している保険医療機関の保険医である歯科医師等及び訪問看護ステーションの看護師等)との間で情報を共有しながら,患者の心身の特性及び処方薬剤を踏まえ策定されるものであり,薬剤の管理方法,処方薬剤の副作用,相互作用等を確認した上,実施すべき指導の内容,患家への訪問回数,訪問間隔等を記載する」

策定した薬学的管理指導計画書は,薬剤服用歴の記録に添付するなどの方法により保存する.薬学的管理指導計画は,原則として,利用者の居宅を訪問する前に策定することになっている.訪問後,必要に応じ新たに得られた利用者の情報を踏まえ,計画の見直しを行うが,少なくとも月に1回は見直し,同様の計画を継続するかを含め,評価する.

なお,薬学的管理指導計画書については,医療保険(在宅患者訪問薬剤管理指導),介護保険(介護予防居宅療養管理指導・居宅療養管理指導としての訪問薬剤管理指導)のいずれで訪問する場合でも必要になる.

ⓑ 薬学的管理指導計画書の必要性

ケアマネジャーが作成する居宅サービス計画は,利用者の自立した日常生活の支援を効果的に行うために,利用者の心身や家族の状況などに応じて,継続的かつ計画的にサービスが行われるために作成される.このことから,薬学的管理指導計画書においても同様の目的を薬学的な観点から支援することが求められる.また,薬剤師の居宅療養管理指導は医師の指示に基づいて行うが,訪問開始時点の連絡や計画の内容についてもケアマネジャーと連携することが望ましい.

薬学的管理指導計画書を作成することで訪問の目的が明確になるため，薬剤師の訪問の意義がより具体化する．

ⓒ 薬学的管理指導計画書の書式例（図Ⅶ-3）

薬学的管理指導計画書の書式については，指定されたフォーマットはないが，必要な情報を漏れなく記載するうえでは，日本薬剤師会の例を参考にされたい．

❸ 薬学的管理指導計画書の記載ポイント

ⓐ 記載上の確認事項

薬学的管理指導計画書を作成するうえでは，まず処方医からの情報や，ほかの医療関係職種（歯科医師，訪問看護師）からの情報，ケアマネジャー，患者，家族からの情報が必要になる．初回は，これらの情報を書面または電話などで，できるだけ聴取し，確認を行う．とはいえ，初回からすべての情報が十分揃うことも少なく，2回目以降の訪問で，実際の居宅で薬剤師自ら確認した情報を加味していく．ただし，情報を揃えることが目的とならないよう注意が必要である．

情報の項目としては，利用者の心身の特性，処方薬剤，薬剤の管理方法などを中心に聴取する．表Ⅶ-2に，各職種から得られる主な情報をまとめる（必ずしもその職種からしか聴取できないわけではない．）．これら項目をフェイスシートや個人データファイルとしてまとめておくと，確認が行いやすい．

ⓑ 薬学的視点における検討

薬学的管理指導計画を作成する際には，まず得られた情報を薬学的視点に基づいて検討し，どのような計画にするか判断する必要がある．また，在宅医療においては，とくに患者（利用者）の生活背景を考慮することを忘れてはならない．

ここでいう，薬学的視点とは，副作用回避・有効性確認，医薬品適正使用などの観点から薬物療法を総合的に評価することであるが，評価をスムーズに行うためにはいくつかの切り口を用意しておくとムラなく，かつ多面的な視点をもつことができる．ここではいくつかの視点をあげるが，患者（利用者）も多様なため，自分なりのフレームワークを考えてみることをお勧めする．

1）体調チェックフローチャート

「暮らし」をテーマとし，①食事，②排泄，③睡眠，④運動，⑤認知機能の

		年　　月　　日作成

作成者　〇〇薬局　薬剤師氏名：

年　　月分	患者氏名	年　　月　　日生（　　歳）
訪問回数	2週間毎　　　1週間毎　　　1ヵ月毎　　その他（　　　　） 〇曜日訪問	
医師からの情報	（診断名） （既往歴）	
患者の心身の 特性		
注目すべき点 問題・課題など	（管理方法・副作用・ADLへの影響・相互作用等）	

今月行った主な指導内容(確認項目・指導項目)
計画に加味すべき追加・変更項目⇒次回に反映させる

図Ⅶ-3.　薬学的管理指導計画書（例）

（日本薬剤師会ホームページより）

表Ⅶ-2. 薬学的管理指導に活用できる情報項目（例示）

1）医師からの情報（訪問薬剤管理指導依頼書・情報提供書などより） 　a）患者属性（氏名，生年月日，住所，電話番号など） 　b）要介護度 　c）疾患名 　d）既往歴，経過 　e）使用薬剤 　f）訪問に際しての依頼事項（服薬確認・指導，副作用のチェック，服薬によるADLへの影響など） 　g）服薬に影響を与える情報（運動障害，寝たきり，嚥下障害，視覚・聴覚障害，認知症，失語症など） 　h）特別な医療（経管栄養，疼痛管理，褥瘡の処置，ストーマの処置，カテーテルの有無，自己注射，点滴管理，中心静脈栄養など）	3）患者，家族からの情報 　a）喫煙，飲酒 　b）アレルギー，副作用歴 　c）他科受診状況 　d）生活パターン（起床，就寝，食事時間など） 　e）薬剤管理者 　f）服用方法
2）ほかの医療職種・ケアマネジャーからの情報 　a）介護保険情報 　b）介護者 　c）入室方法 　d）認知症レベル 　e）自立度 　f）麻痺・機能障害 　g）歩行（運動障害） 　h）意思の伝達 　i）感染の状況 　j）その他，1）の情報で不明な事項など	4）初回訪問時に確認した情報 　a）残薬状況 　b）薬剤の保管・管理状況 　c）併用薬 　d）調剤方法 　e）使用薬剤の理解度 　f）薬効・副作用状況 　g）体調・状態の具体的な把握

5つの視点からアセスメントを行う．詳細は，「生活機能と薬からみる　体調チェック・フローチャート　解説と活用第2版（日本薬剤師会）」を参照されたい．

2）学術的視点

①薬理学，②（病態）生理学，生化学，③薬力学，④薬物動態学，⑤製剤学，などの視点から，生活環境，体調，生体内での薬物動態や嚥下，服薬の状態などを踏まえ，薬剤の主作用，副作用，相互作用などの観点から，現在の処方薬が適正か判断することができる．

表Ⅶ-3. チェックリスト

- ☐ 服薬状況
  - ☐ a) 服薬状況の確認
  - ☐ b) コンプライアンス不良の問題究明・解決
- ☐ 服薬中の体調変化
- ☐ 副作用発現
  - ☐ a) 起こり得る副作用の確認
  - ☐ b) 体調など自覚症状の変化
  - ☐ c) 検査データ
  - ☐ d) 尿・汗・便の変化
- ☐ 他科受診
- ☐ 併用薬
  - ☐ a) 重複投与
  - ☐ b) 投与禁忌・慎重投与
  - ☐ c) 相互作用
  - ☐ d) 剤形
- ☐ 飲食物の摂取
- ☐ 服薬指導・理解の確認
  - ☐ a) 個々の病態にあわせた処方薬の説明
  - ☐ b) 疾患の予後と服薬の関係・意義
  - ☐ c) 用法用量(服薬時間・間隔)
  - ☐ d) 知らせておくべき副作用の説明
  - ☐ e) 慎重投与・併用注意薬の説明
- ☐ 薬剤管理
  - ☐ a) 保管上の指導
  - ☐ b) 経管栄養
  - ☐ c) 中心静脈栄養
  - ☐ d) 麻薬管理
- ☐ 処方内容の検討
  - ☐ a) 有効性
  - ☐ b) 疼痛管理
  - ☐ c) 病状対策と処方内容の一致(エビデンス)
  - ☐ d) 薬剤服用上で注意すべき事項の確認(ADLなど)
- ☐ その他の情報提供
  - ☐ a) 緊急安全性情報
  - ☐ b) 薬局の機関誌・メーカーからのパンフレット
- ☐ 介護福祉の相談・用具,材料の相談
- ☐ 介護者の健康管理
- ☐ その他

3) 薬局におけるハイリスク薬の薬学的管理指導に関する業務ガイドライン

抗悪性腫瘍薬,糖尿病治療薬などハイリスク薬を服用する在宅患者は少なくない.詳細は「薬局におけるハイリスク薬の薬学的管理指導に関する業務ガイドライン(日本薬剤師会)」を参照されたい.

4) その他チェックリスト

患者(利用者)個々の状態を踏まえて具体的に検討するため,**表Ⅶ-3**のようなチェックリストを作成してもよい.

ⓒ 実施すべき指導の内容

情報の確認と薬学的視点による検討を行った結果を「実施すべき指導内容」として薬学的管理指導計画書に記載する.

1) 服薬状況(残薬)の確認,薬効・副作用の確認

服薬状況,薬効・副作用に関する体調変化などの確認については,いうまでもなく,薬剤の適正使用に関する重要な情報になるため,毎回の確認事項にな

る．ただし，あくまでも計画であるので，より具体的な記載が必要である．

2）患者（利用者）の個別性を考えた計画を検討する

　訪問業務では，患者（利用者）個々の背景が異なるため，できるだけそれを踏まえた計画を立てることが重要となる．そのためのヒントが「なぜ？」，「だから？」を考えることである．たとえば，単に「服薬状況の確認」とするよりは，「最近，認知症状が悪化し，残薬が増えてきたため，服薬状況を確認する」とか，「〇〇の服薬状況を確認し，服薬改善がみられなければ，服薬カレンダーの使用を提案する」などとすると，よりイメージがしやすくなり，自分自身の思考も整理できる．

i．「なぜ，そうなのか？」を考える

　効果の確認をするにしても，一般的な理由のほかに，患者個々に対する「なぜ？」を明らかにしておくとより具体性が増す．

ii．「だから，どうするか？」を考える

　仮説や予測に基づいて，確認・検討をすることも計画すべきアクションの1つだが，確認・検討をしてその後どうするか，対策がいくつかあれば，事前に考えておくのもスムーズな服薬管理（指導）につながる．

　服薬状況の改善については，一包化や服薬カレンダーの使用などを考慮することも多いが，食事が不規則であったり，散剤をこぼしてしまっていたりする場合など，処方薬剤，剤型の変更や薬剤の削除も必要である．また，認知症状に起因するなど，原因によっては，ヘルパー，看護師との協働も視野に入れておく．

〔小泉　篤史〕

4 訪問同意書（医療保険）および重要事項説明書・契約書（介護保険）

　医療保険と介護保険の両方に訪問の制度があり，書類がそれぞれ異なるということを聞いただけで困惑し，取り組み準備をあきらめてしまう方がいる．その気持ちはよくわかる．ただ，薬剤師以外の事業者もそこを乗り越えて努力しながら理解し，サービスを提供しているのだから，難しくても理解への努力を重ねてほしいと考える．

　なお，自分の行う訪問が，医療保険なのか介護保険なのか迷うことがあると思う．その場合にはⅣ章-①（p.84）をよく読んでいただくとよい．

A 訪問同意書（医療保険）

　医療保険の場合，処方せん自体が媒体となるので，介護保険のような契約書は定められてはいない．しかし，薬局の連絡先，薬剤師の行う内容，そして費用などの説明がないままみず知らずの薬剤師が訪問を始めた場合，患者は困惑する．やはり，介護保険のそれに習って作成しておくことが望ましい．

B 重要事項説明書・契約書（介護保険）

　介護保険制度において保険薬局は「指定居宅療養管理指導事業者」と呼ばれ，契約の概念に基づいてサービスを開始する．その際，利用料金などを含む重要事項を説明し，その後介護保険の契約を結ぶ．どちらか一方ですませている場合があるようだが，それは間違っている．きちんと両方の書類を作成し，説明と合意のうえで署名捺印をする．利用者（患者）と事業者（薬局）がそれぞれをもちあうようにするため2通ずつ作成する．

文　献
1) 日本薬剤師会：在宅服薬支援マニュアル，2008.

〔川添　哲嗣〕

5 薬局内外の掲示物,在宅訪問用名刺や名札の例,個人情報保護に関する書類

Ⓐ 薬局内外の掲示物

ⓐ 運営規程(介護保険)

> 厚生労働省令,第九十条:指定居宅療養管理指導事業者は,指定居宅療養管理指導事業所ごとに,次に掲げる事業の運営についての重要事項に関する規程を定めておかなければならない.
> 一 事業の目的及び運営の方針
> 二 従業者の職種,員数及び職務の内容
> 三 営業日及び営業時間
> 四 指定居宅療養管理指導の種類及び利用料その他の費用の額
> 五 その他運営に関する重要事項

この省令に基づき,定めたものを薬局内に掲示しておく.患者に説明するときに用いるのはこの運営規程ではなく,重要事項説明書および契約書であることを間違えないようにしたい.

ⓑ 介護保険サービス提供事業者としての掲示(図Ⅶ-4,介護保険)

運営規定にも書かれている内容であるが,わかりやすく掲示しておくことが必要とされている.

ⓒ 記録の整備

> 厚生労働省令,第九十条二:指定居宅療養管理指導事業者は,従業者,設備,備品及び会計に関する諸記録を整備しておかなければならない

これらの書類の記録や整備はあまり知られていないので,いま一度記録できるように準備だけはしておくとよい.

ⓓ 訪問薬剤管理指導の届出を行っている旨の掲示(図Ⅶ-5,医療保険)

医療保険における訪問に関する概要説明も掲示する.この内容はほかの医療

> 利用者の皆様へ
>
> 当事業者の介護保険に関する取り扱いは以下のとおりです
>
> 1. 提供するサービスの種類
>   居宅療養管理指導および介護予防居宅療養管理指導
> 2. 営業日および営業時間
>   月曜～金曜　9時～19時
>   土曜　　　　9時～13時
>   日曜・祝日　休み
>   ＊なお緊急時は上記の限りではありません
> 3. 利用料金（1割負担の場合）
>   同一建物居住者以外の方への訪問の場合　503円／回
>   同一建物居住者への同一日の訪問の場合　352円／回
>   麻薬薬剤管理の必要な方は，上記金額に100円が加算されます
>   　　　　　　　　　　○○県知事指定介護保険事業所
>   　　　　　　　　　　番号　第○○○○○○○号
>   　　　　　　　　　　　　　　○○○薬局○○○店

図Ⅶ-4．介護保険サービス提供事業者としての提示

当薬局の行っている訪問薬剤管理指導について
点数は全て1点＝10円です．計算例）10点＝100円（3割負担の方は30円，1割負担の方は10円の負担です）

在宅患者訪問薬剤管理指導料に関する事項	
①在宅患者訪問薬剤管理指導料 ・同一建物居住者以外の方への訪問の場合 　　　　　　　　　　　　　650点／回 ・同一建物居住者への同一日の訪問の場合 　　　　　　　　　　　　　300点／回	在宅で療養中の患者様のうち通院が困難な場合，調剤後お宅を訪問して薬剤服薬の指導及び管理のお手伝いをさせていただくことができます．在宅での管理状況が改善されれば中止可能ですので，短期間のご利用もお勧めです．ご希望される場合はお申し出ください（担当医師の了解と指示等が必要です）．

○○薬局	管理薬剤師：
○○市○○町○○-○○-○○	TEL：○○○-○○○-○○○○
	FAX：○○○-○○○-○○○○

図Ⅶ-5．訪問薬剤管理指導の届出を行っている旨の掲示

保険の点数説明一覧とともに併記されていればよい．

ⓔ 店頭看板などへの掲示（基準調剤加算算定薬局の場合）

基準調剤加算の施設基準に，「在宅患者に対する薬学的管理指導が可能な体制を整備していること．また，当該保険薬局の内側及び外側の見えやすい場所に，在宅患者訪問薬剤管理指導を行う薬局であることを掲示していること」との記載がある．つまり，基準調剤加算を算定している薬局はシャッターを閉めた状態でもみえる位置に「在宅患者訪問薬剤管理指導を行えます」といった文言を掲示しておくことが必要となる．

❸ 在宅訪問時携行品

ⓐ 名刺（図Ⅶ-6）

名刺は医療介護の関連職種および患者，家族などにお渡しする．在宅用のものを作成しておくとよい．緊急連絡先を明記したみやすいものであることが望まれる．

ⓑ 名札（図Ⅶ-7）

身分を証明するものとして薬局名，氏名そして薬剤師であることが明記された名札を携行する．

ⓒ 個人情報保護に関する書類

薬局によっては個人情報利用同意書を別に作成しているところもあるようだが，筆者の考えとしては，それは医療保険でも介護保険でも重要事項説明のなかにその一文を掲載すればよいと考える．

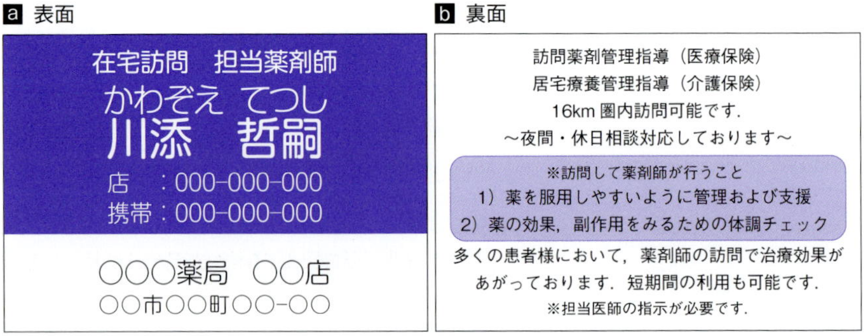

ⓐ 表面

在宅訪問　担当薬剤師
かわぞえ　てつし
川添　哲嗣
店　：000-000-000
携帯：000-000-000

○○○薬局　○○店
○○市○○町○○-○○

ⓑ 裏面

訪問薬剤管理指導（医療保険）
居宅療養管理指導（介護保険）
16km 圏内訪問可能です．
〜夜間・休日相談対応しております〜

※訪問して薬剤師が行うこと
1）薬を服用しやすいように管理および支援
2）薬の効果，副作用をみるための体調チェック

多くの患者様において，薬剤師の訪問で治療効果があがっております．短期間の利用も可能です．
※担当医師の指示が必要です．

図Ⅶ-6．名刺

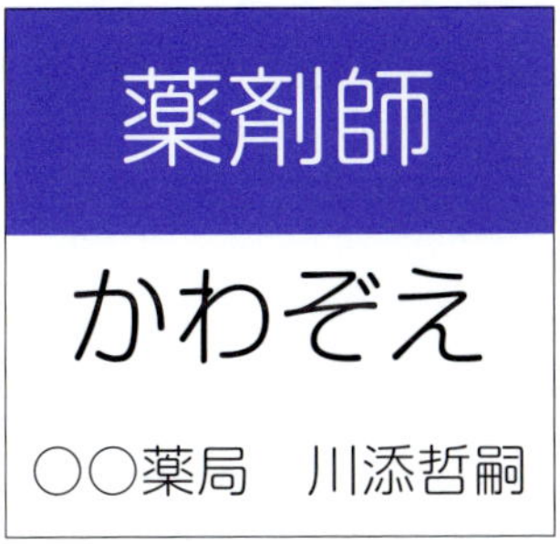

図Ⅶ-7. 名札

　いずれにしても，個人情報の取り扱いについては十分注意する．法人格をもつ薬局であるならば「個人情報管理規程」を作成しているだろうか．これは会社として必須である．作成していない場合，すぐに社会保険労務士にお願いして作成しておくことをお勧めする．

〔川添　哲嗣〕

6 報告書と薬歴の記載ポイント

Ⓐ 必須記載内容

　医師やケアマネジャーへの報告は，口頭だけでなく必ず報告書を作成する必要がある．その際，薬剤服用歴に記録しなければならない事項（下記①～⑱）のすべてを報告書に記載する必要はなく，要点だけでもよいのだが，ここでは少々詳しい報告書の形態を紹介する．また図Ⅶ-8 にそれぞれの項目の**ポイントA～F**を記しているので参考になれば幸いである．これらをエクセルでつくっておき，基本情報を入力しておけば，実際に記載にかかる時間を短縮できる．

　なお，居宅療養管理指導を行った場合，薬局薬剤師にあっては外来の投薬と同じように，薬剤服用歴の記録に少なくとも①～⑱について記載しなければならない．報告書を薬歴として代用することは不可である．

①利用者の氏名，生年月日，性別，介護保険の被保険者証の番号，住所，必要に応じて緊急時の連絡先などの利用者についての記録．
②処方した医療機関名および処方医氏名，処方日，処方内容についての記録．
③調剤日，処方内容に関する照会の要点などの調剤についての情報の記録．
④利用者の体質，アレルギー歴，副作用歴などの利用者についての情報の記録．
⑤利用者またはその家族などからの相談事項の要点．
⑥服薬状況．
⑦利用者の服薬中の体調の変化．
⑧併用薬など（一般用医薬品，医薬部外品および，いわゆる健康食品を含む）の情報．
⑨合併症の情報．
⑩他科受診の有無．
⑪副作用が疑われる症状の有無．
⑫飲食物（現に利用者が服用している薬剤との相互作用が認められているものに限る）の摂取状況など．
⑬服薬指導の要点．
⑭訪問の実施日，訪問した薬剤師の氏名．

ポイントA
連携先
主治医，ケアマネジャーに加え訪問看護ステーションも必ず入れておく．重要連携先である．

ポイントC
次回必要，処方数
これは算定要件にはないが，残薬数から判断してどれだけ必要かを医師に提案するための項目．これを目安に医師に処方日数を決めてもらう．

薬剤師・居宅療養管理指導 報告書

訪問日 00年 00月 00日（0曜）

患者氏名	Sさん	訪問薬局	
生年月日	年 月 日	薬剤師氏名	

主治医	氏名 大 ○○○○ 所属 天 ○○○○	電話 ○○-○○○ FAX ○○-○○○○	介護度	要介護 3
			訪問の目標	服用状況の安定，薬が体調に与える影響のチェック
ケアマネージャー	F氏（J事業所）	tel fax	目標達成のためにやるべきこと	定期訪問により残薬と体調の定期チェック
訪問看護St	訪問看護ステーションA	tel fax		

処方薬の服用状況	前回の服薬開始時の残薬数	本日付残薬数	28日間の服用数	服用状況判断	今回処方数	本日最終残薬数	次回必要処方数
朝 日付記入：2／14月まで	34	9	25	ほぼ良好	28	37	28
夕 日付記入：2／15火まで	36	9	27	非常に良好	28	37	28
ツムラ68 芍薬甘草湯	115	56	59	1日2回は服用	84	140	5g/2× 28日分
咳止水薬（メプチン，ムコダインシロップ）○回分	13	10	3	-	6	16	0

朝：ムコソルバン，アイトロール，シグマート（ニコランマート）
夕：ムコソルバン，アイトロール，シグマート（ニコランマート），アムロジン（アムロジピン明治）

説明対象者	本人・家族（息子）・その他（家政婦のSさん）				
薬効説明	復習程度		他科受診	有	和田眼科
理解度	良好		併用薬品	有	タチオン点眼，ヒアレイン点眼
管理/保管状況	良好		副・相互作用	なし	
合併症	なし		健食・嗜好	なし	

			患者主訴	考察・薬学的管理指導・説明のポイント
食事	食欲	有	#1）笑顔有，快活に笑われて，大きな声でしゃべることができる．	味覚，食欲問題なしで，胃腸症状の副作用なし． うつ傾向なし． 妄想や幻覚に近いことを言われることはある．
	味覚	良好		
	嚥下障害	少しむせこみ有		
	食事回数	回		
	量	少・中・多	#2）服用状況：正月の間で抜かりあり．声かけが抜けた？	休みが続くと飲み抜かりが出てくるので，声かけが必要か．
	水分	少・中・多		
排泄	排泄障害	まれに失禁有	#3）握力：十分ある．左右差無し	脳梗塞再発傾向なし．
	便秘は解消傾向 内服飲んでいない			
	尿回数	本人曰く頻回	#4）SPO_2：98%，Pulse：65回/分	咳は出ることはたまにあるようだが，酸素飽和度が下がるほどのひどさは無い様子．
	排便回数	1，2日に一回		
睡眠	不眠	少しあり		
	入眠困難			
	睡眠： 時間	眠剤： 時に服用		便秘薬服用なし． 不眠傾向も以前と比べると訴えが少なくなった．
	入床： 時	起床： 時		
	昼寝：無 ・ 有（ 分）			薬による副作用らしき症状は見られない．
運動	運動・機能障害	少しあり		
	脱力感・ふらつき・転倒	有		
	不随運動	無し		
	歩行訓練	あまりしていない		
	散歩	？		
認知	少し，せん妄？			
その他	あまり目が見えないのにはっきりした幻視体験を語る			

次回訪問予定日	次回への申し送り事項	計画
00年00月00日0曜日	内服：朝・夕各28日分，ツムラ68 5g/分2*28日分あれば大丈夫です．	定期訪問により残薬と体調の定期チェック

ポイントB
残薬数チェック
前回の残薬と今回の残薬から具体的に服用状況を把握する．
何をどれだけ飲めているのかによって，薬効や副作用に対して客観的判断ができる．
服用状況が抽象的表現だと，客観的評価はできない．

ポイントE
患者主訴
患者の主観的情報，客観的情報をわかりやすく記録．

ポイントD
五領域のチェック
QOL の根幹である「食事，排泄，睡眠，運動機能，認知機能」の五領域を継続的にチェックすることで，変化がわかる．

ポイントF
考察・指導のポイント
患者の訴えや状態をもとに薬学的考察を記載．
指導のポイントや医師，看護師，ケアマネジャーが必要とするであろう情報への考察を意識して記載する．

図Ⅶ-8．訪問の報告書例

⑮処方医から提供された情報の要点.
⑯訪問に際して実施した薬学的管理の内容（薬剤の保管状況，服薬状況，残薬の状況，投薬後の併用薬剤，投薬後の併診，副作用，重複服用，相互作用などに関する確認，実施した服薬支援措置など）.
⑰処方医に対して提供した訪問結果に関する情報の要点.
⑱処方医以外の医療関係職種との間で情報を共有している場合においては，当該医療機関職種から提供された情報の要点および当該医療関係職種に提供した訪問結果に関する情報の要点.

　さて，上記①〜⑱の内容と報告書例を見比べればおわかりだと思うが，紹介した全報告書にこの薬歴算定要件①〜⑱のすべてが網羅されているわけではない．薬剤服用歴の算定要件を満たすためにはアレルギー情報や嗜好品などを含む初期アンケートおよび患者の保険，住所，薬歴，算定内容など，普段の薬歴でも必要な情報を記載したものとセットで綴じておく必要がある．十分に注意されたい．

〔川添　哲嗣〕

7 ITツールを利用した業務の効率化

　今後の高齢社会における在宅訪問の対象となる患者は，加齢による通院困難や認知症に加え，在宅中心静脈栄養法（HPN），がん末期，難病などの医療依存度の高い患者が増えてくると予想されている．薬剤師の役割として，薬学的管理指導はもちろんであるが，医療介護にかかわる多職種への情報提供（発信）・情報共有・連携も重要となる．ちなみに，一般的な在宅訪問薬剤業務の流れは以下のとおりである．

> ①在宅訪問時に患者の情報を記録
> 　（訪問終了後，薬局内にて）
> ②薬歴簿への記入（電子薬歴への入力）
> ③記録簿の作成（入力）
> ④報告書の作成（入力）
> ⑤各連携機関へ指導内容などの情報をフィードバック

　さて，問題は在宅訪問終了後に必要な書類（文書）の作成業務量が多く，相当な時間がとられることである．今後の高齢社会における在宅患者数の増加を考えると，このような書類作成業務に薬剤師の貴重な時間を割くことは，できるだけ避けたい．とくに従来の薬局の外来業務に加えて在宅訪問薬剤業務を行っている薬局では，時間的にも業務内容的にも余裕がないはずである．これでは薬剤師として本来の職能を発揮しにくくなる．また非効率な業務は，薬剤師の在宅訪問業務の浸透を妨げる可能性もある．

　よって，薬剤師が通常の薬局内の業務に加え，在宅訪問において職能を発揮しつつ時間的余裕を確保するためには，ITツールを利用した業務の効率化は非常に重要となる．

Ⓐ ITツールを用いた在宅訪問薬剤業務の利点・・・・・・・・・・・

ⓐ 在宅現場での薬歴確認と入力

　薬局外でもインターネット接続を可能にしておけば，患者宅・施設内での薬歴の閲覧が可能となる．また薬歴簿・記録簿・報告書などの入力も訪問時に行える．ツールによっては各書式の作成が1度の入力で可能なものもある．さらに写真画像などを添付すれば，より視認性の高い情報提供（発信）・共有が，各連携機関と可能となる．

　多くの在宅医療においては，内科的治療が中心であり，薬物治療がメインとなる．よって，薬剤師が行う訪問薬剤服薬管理指導は在宅医療において，重要項目の1つである．

ⓑ 生活状況と身体状態の把握

　薬剤性副作用などの早期発見のためには生活状況と身体状態の把握が重要であるが，そのチェックには経験と慣れが必要である．そこでITツールにそれらのチェック項目がフォーマットとして入っていれば便利である．

　たとえば患者の生活を含めた基本項目の確認，体調チェックのフローチャート形式やヒアリング形式による薬剤性副作用の確認，身体状況や生活環境の確認などであるが，これらがフォーマットとして入っていれば，在宅業務に慣れていない薬剤師でも使っているうちに自然に経験を積むことが可能となる．

　また，さまざまな職種から各患者の生活状況や，身体状態などを情報提供してもらうことで，より迅速かつ正確に薬剤の影響をアセスメントすることが可能となる．

ⓒ 他職種との双方向性の情報共有

　他職種との情報共有は薬剤師からの発信だけではなく，双方向を可能とすることが大切である．たとえば次のような事例がある．他事業所のヘルパーが当薬局の患者を訪問時に，皮膚状態が悪化していることが判明した．すぐにヘルパーからスマートフォンで撮影した写真の情報をいただき，薬剤師が調査したところ，家にあった外用薬を自己判断で使用していたことが判明した．この内容を主治医に報告し，該当薬剤を使用中止としていただいた．このように，画像などを迅速に情報共有ができれば，非常にスムーズかつ正確に対処を行うことが可能である．

ⓓ ターミナルケアにおける情報の把握

　がん末期で疼痛管理が必要な患者においては，モルヒネなどのベース薬の効果や，レスキュー薬の使用頻度，残薬数の把握が重要である．IT活用によるオンタイムの情報共有により，家族を含め，各連携機関と情報提供・共有を行うことで，疼痛管理がスムーズに進み在宅医療におけるターミナルケアの質は上がる．

　これらを実現するITツールは，各社より提供されている．筆者の薬局では無料版・ヒアリング形式による入力が可能で，多職種情報連携が行えるシステム（ランシステム®・Medical care station®）を導入している．項目に沿ってヒアリングをすることにより，薬歴簿・記録簿・報告書の一括作成が可能となる．加えて，医療辞書入りの手書き入力が可能であるため，訪問時の記入が非常に簡単に早くできる．また，管理・考察に関し，ハイリスク薬をはじめ，副作用の症状確認や胃瘻，HPN時の確認事項が標準項目として盛り込まれている．このシステムの活用により，在宅訪問薬剤業務の効率化が可能となり，いつでも，どこでも（夜間や休日の緊急時にも）患者情報の取得・情報発信・連携が可能となっている．

　最後にITツールは手段であり目的ではないことをお伝えしたい．ITツールを活用することで薬局における在宅訪問薬剤業務の効率化が可能となるが，多職種連携に関してはITツールだけでは不十分である．やはりface to faceが基本であることを忘れないでいただきたい．顔のみえる関係があってこそのIT活用なのである．

〔小林　輝信〕

Ⅷ 在宅ケア諸制度と多職種連携

1 介護保険制度における要介護認定と支給限度基準額

　2000年に開始された介護保険制度は公的高齢者介護システムの根幹をなす．介護保険は保険者を市区町村とし，40歳以上の市民を被保険者とする社会保険制度である．65歳以上の市民は「第1号被保険者」，その市に住む40歳以上65歳未満の医療保険加入者が「第2号被保険者」となる．

　給付は，被保険者が市区町村に申請し，市区町村の「介護認定審査会」（以下：審査会）で要介護などの認定を受けた者のみに行われる．審査会委員は，薬剤師を含む保健・医療・福祉の学識経験者である．

　申請を受けた市区町村は，その職員を申請者のもとに派遣し，「認定調査」を行う．また，市区町村は申請者の主治医に意見を求める．主治医は所定の「主治医意見書」を記載し，市区町村役場に送付する．審査会は認定調査結果と主治医意見書を資料として，下記の「要介護状態区分等」を判定する．

　介護が必要な状態を，「要介護状態」という．より軽い障がいだが，今後「要介護」になることを予防すべき状態が「要支援状態」である．「要介護」は軽いほうから順に1～5の状態区分があり，数字が大きいほど給付の限度（区分支給限度基準額）が高い．「要支援」は軽いほうから1と2の区分があり，1より2の給付限度が高い．

　要介護者に対する給付を「介護給付」，要支援者に対する給付を「予防給付」という．第1号被保険者は給付に条件制限がないが，第2号被保険者の場合，厚生労働省の定める16疾病のいずれかを有することが給付条件となる．

　認定を受けた市民は支給限度基準額枠内でサービスを受けられる．利用者が支給限度基準額を超えるサービスを利用する場合には原則全額自己負担となるが，訪問薬剤管理指導はその例外である．訪問薬剤管理指導は介護保険居宅サービスにおける「居宅療養管理指導」の範ちゅうに入る．居宅療養管理指導は，支給限度基準額「枠外」に位置づけられ，支給限度基準額を使い切っている利用者に対しても給付される．また，薬剤師は，介護保険の認定を受けていない利用者に対しても，同じサービス（在宅患者訪問薬剤管理指導）を医療保険で実施することができる．

〔和田　忠志〕

2 介護支援専門員と地域包括支援センターの役割

　介護支援専門員（ケアマネジャー）は，医療・介護・福祉の専門職が5年以上の現場経験を積み，試験を受けて与えられる資格である．介護支援専門員の業務は「給付管理」とも呼ばれ，利用者に対する"アセスメント"を通じて適切な"ケアプラン"を作成し，それらが円滑に実施され，利用者に有益に働いていることを"モニタリング"する．さらに，介護保険以外の制度やインフォーマルなサービスまでを視野に入れた，幅広いソーシャルワークがケアマネジャーに期待されている．

　ケアマネジャーは，利用者に「サービス計画（通称，ケアプラン）」を作成するとともに，介護保険のサービス事業者を紹介・あっせん・調整する．その他，被保険者の介護保険申請代行を行うことができる．また，市区町村の職員に代わり認定調査代行ができる．

　ケアマネジャーにはケアプラン作成に当たり，サービス事業者（多くの場合，加えて本人あるいは家族も同席）を集めて行う，「サービス担当者会議」開催が義務づけられている．「サービス担当者会議」は，いわゆる「カンファレンス」の1つであり，サービスを担う専門職間の情報共有を可能とし，利用者の問題をより深く理解して解決する有力な手法であり，薬剤師も参加することが推奨される．

　地域包括支援センターは，2006年度に開始された事業所である．市区町村直営あるいは委託事業として行われ，社会福祉士，保健師，主任介護支援専門員らが配置されている．

　地域包括支援センターは「要支援者」に対するケアプランの作成と給付管理を行う．加えて，地域包括支援センターは，さまざまな介護予防の活動を行い，また，高齢者虐待防止などの権利擁護活動では，その通報窓口となるとともに，地域のケアマネジャーを支援する．

〔和田　忠志〕

3 在宅医療を支える医師の役割

Ⓐ かかりつけ医の在宅医療

　長年診療した患者から「最期まで診てほしい」といわれることは医師として最高の名誉である．親身になって診療を行う「かかりつけ医」は長く診た患者のご家族から，「先生，うちのばあちゃんは最近足腰が立たなくなって通院が大変です．それから，先生以外の医者にかかるのは絶対いやだといっています．月に1回でも往診してくれませんでしょうか」というような相談を受けるであろう．その意味では，「在宅医療は外来診療の延長線上」にある．また，かかりつけ医の本領を発揮する場でもある．

Ⓑ 現代の在宅医療

　1960年代までは医師はさかんに往診をしていたが，1970年代以降病院での診断・治療技術が発達し，患者自宅で使用できる診断機器のみで診断や治療を行う医療は，正しい方法とはいえなくなってきた．これが，「医師が往診をしなくなっていった最大の理由」と考えられる．

　半面，1970〜1980年代は，病院医療でうまく治療できない患者たちの存在が明確になってきた時代でもある．病院医療では有効な手立てがない重い障がいを得た患者や治癒不能な患者を，自宅という「より快適な環境」で継続治療するために「新しい在宅医療」が発案された．これを筆者は「現代の在宅医療」と呼ぶが，この活動は，定期的に訪問（訪問診療）して患者に関する医療情報を蓄積し，それをもとに24時間対応を実施するものである．

　このように，期日を計画し，患者に告知したうえで居宅に訪問する医師のサービスを「訪問診療」と呼ぶ．また，具合が悪いときに患者の要請に応えて訪問する行為を「往診」と呼ぶ．なお，「訪問診療」，「往診」ともに対象者は「自力での通院困難な患者」である．

◉ 在宅療養支援診療所

　在宅療養支援診療所の要件の骨格は，24時間にわたり往診および訪問看護を行う能力を単体または連携により有することである．そして，24時間連絡を受ける医師または看護職員をあらかじめ指定し，緊急入院受け入れ体制の確保を行う．2008年には，同様の趣旨で，「在宅療養支援病院制度」が設けられた．

　2012年には，「"機能を強化した"在宅療養支援診療所・在宅療養支援病院」が新設された．機能を強化した在宅療養支援診療所・病院の要件の骨格は，単独または連携体制によって在宅医療に携わる常勤医を3人以上有し24時間にわたり往診および訪問看護を行う能力をもち，かつ過去1年間の緊急の往診10件以上，看取り4件以上を有するものである．なお，連携体制によって機能を強化した在宅療養支援診療所・病院を取得する場合には，それぞれの構成メンバーである医療機関が過去1年間の緊急の往診4件以上，看取り2件以上を有する必要がある．

　また，在宅医療に携わる常勤医師が3人いなくても，過去1年間の緊急の往診10件以上，看取り4件以上を有する医療機関では，その実績を認めて，ある程度の高い報酬が認められる．

　このように在宅医療を後押しする制度が次々と創設されているが，あくまでも在宅医療の本領は，患者と医師の信頼蓄積を基盤として，最期まで居宅で療養したいと考える患者の自己実現を支援するものである．

〔和田　忠志〕

4 訪問看護師の役割

Ⓐ 訪問看護ステーション制度

　1992年に「老人訪問看護ステーション制度」が発足した．当初は「老人」，すなわち高齢者だけを対象としたが，1994年から全年齢に訪問看護を実施できるようになった．訪問看護ステーション制度は，「看護師が医師と別の屋根の下で活動する」ことを認めたものであり，看護師の専門的判断能力を制度として認め，その裁量を拡大したものである．

　訪問看護は，「医療保険」あるいは「介護保険」で給付されるが，いずれの保険給付であっても，医療機関，訪問看護ステーションでも実施が可能である．

Ⓑ 訪問看護とは何か

　看護師は，利用者にいかなる重い疾患があってもケアを円滑に実施できる意味で，在宅ケアで最強のケアワーカーである．そして，重要な訪問看護師の役割は，「患者や家族の"自己決定を支援"をしながら最期に至る療養生活を支援する」ことである．医療依存度の高い患者は，全員が訪問看護の適応と筆者は考える．とりわけ，人工呼吸器装着，気管切開，中心静脈栄養や経管栄養，各種カテーテルの使用，褥瘡の患者などは，適応と考えてよい．このような患者では，看護師が療養生活全体をマネジメントすると，在宅ケアが円滑に進むことが多い．アセスメントを下したうえで，看護師は必要に応じ，「医師に診察を依頼」，「自らの訪問計画を変更・調整」，「ケアの全体像を組み直すべく，ケアマネジャーに助言」などを判断する．

　もう1つの訪問看護師の重要な役割は「療養環境整備」である．ベッド，車椅子，体圧分散型マットレス，ポータブルトイレ，リフターなどの福祉用具導入はもちろん，清潔の維持や空間配置を含め幅広い療養環境整備に携わる．看護師は患者の使用している薬物や服薬状況にも非常に深い関心をもっているので，薬剤師には，看護師と積極的な連携を行うことを推奨したい．

〔和田　忠志〕

5 歯科医師，リハビリテーションスタッフ，ホームヘルパー，栄養士との連携

A 歯科医師との連携

　在宅医療では，寝たきりや認知症の患者が多く，自分で歯磨きができない方が多い．また，高齢者は多かれ少なかれ嚥下障害を有し，不顕性誤嚥を生じている．そして，口腔内が清潔でないこともあいまって誤嚥性肺炎の頻度が高い．その意味では，在宅医療を受ける患者の圧倒的多数は歯科医療の適応といっても過言ではない．

　2008年に「在宅療養支援歯科診療所」制度が創設された．その要件の骨格は，歯科訪問診療料を算定している実績があり，高齢者の心身の特性，口腔機能の管理，緊急時対応などにかかる適切な研修を修了した常勤の歯科医師が1人以上，加えて，歯科衛生士が配置されていることである．

　歯科医師および歯科衛生士の訪問は，介護保険制度において，薬剤師と同じく「居宅療養管理指導」に位置づけられており，支給限度基準額枠外で給付される．

B リハビリテーションスタッフとの連携

　理学療法士，作業療法士，言語聴覚士が患者を訪問してリハビリテーション（以下，リハ）を行うものを「訪問リハ」と呼ぶ．訪問リハは，「医療保険」あるいは「介護保険」で給付されるが，いずれの保険給付であっても，医療機関でも訪問看護ステーションでも実施可能である．

　在宅リハの要諦は，次のようなものである．患者の身体の動きの適切な評価（動作分析）を通じて，より効率的，かつ安全な動作を専門的見地から考案する．それを実行するために，リハプログラムを作成し，それを通じて，生活空間を維持・拡大する．また，リハスタッフは認知能力の評価や，言語・摂食能力の評価，それらの能力向上にもかかわる．

　これらを通じて，在宅生活を快適にし，生きがいや楽しみを維持したり回復させる．

C ホームヘルパーとの連携

　ホームヘルプサービスは介護保険居宅サービスの「訪問介護」に位置づけられる．ホームヘルプサービスは患者の生活を支える根幹的なサービスである．ホームヘルパーは医師の指示のもとに内服介助を行うことができるが，それは「一包化された薬物」に限られる．また，医師の指示のもとに坐剤の挿入を行うことができる．これらの行為においてホームヘルパーと薬剤師との連携は非常に重要である．

D 栄養士との連携

　在宅医療を受ける患者において，栄養障害を有する者は30％にものぼることが指摘されている．栄養士の訪問活動はまだ普及途上であるが，将来非常に重要になると考えられる．また，在宅中心静脈栄養法（HPN），在宅経腸栄養法（HEN）を実施している患者の調剤においても，栄養士との連携は有益と考えられる．

　栄養士の訪問は，介護保険制度において，薬剤師と同じく「居宅療養管理指導」に位置づけられ，支給限度基準額枠外で給付される．

〔和田　忠志〕

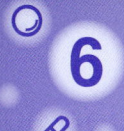

6 居住系サービス事業所との連携

A 居住系サービス事業所の外観

　人口構成の高齢化が進み，家庭介護力が低下し，「老老介護」，「認認介護」などの言葉が聞かれて久しい．この状況のなかで，高齢者に対してのさまざまな居住系サービス事業所が試みられている．

ⓐ 介護保険における「施設サービス」

　介護保険における「施設サービス」は，①介護老人福祉施設，②介護老人保健施設，③介護療養型医療施設で行われるサービスをいう（通称，介護保険三施設）．

　介護老人福祉施設は，老人福祉法の「特別養護老人ホーム」の資格を有する施設で，介護保険の指定を受けた施設をいう．日本における代表的な福祉施設であり，自宅で生活できない重度の要介護者に生活の場を与えるものと理解してよい．介護老人保健施設は介護保険法に定められた施設で，医師の監督下にリハビリテーションを中心としたケアが展開される．介護療養型医療施設（介護療養病床）は，病院や診療所において，介護保険上の基準を満たした病床である．

ⓑ 特定施設

　有料老人ホームなどが介護保険の「特定施設」の施設基準に適合したとき，「特定施設入居者生活介護」という給付を受けられる．当該給付を受ける施設を「特定施設」という．特定施設は，①介護付き有料老人ホーム，②ケアハウス（要介護者などを対象にした軽費老人ホーム），③サービス付き高齢者向け住宅など，所定の要件を満たした高齢者向けバリアフリー集合住宅，に認められる．

ⓒ 地域密着型サービス

　当該市町村・特別区に住む人だけが受けられる介護保険のサービスである．介護保険のサービス事業所は一般に都道府県知事の指定だが，地域密着型サービスのみは市町村長の指定を受ける．地域密着型サービスのなかで居住系サービスを中心に**表Ⅷ-1**にまとめる．

表Ⅷ-1.　地域密着型サービス

①小規模多機能型居宅介護	訪問・通所・泊まりの3つの機能をもつ事業所で行われるケア
②複合型サービス	小規模多機能型居宅介護と訪問看護の機能を有するサービス
③グループホーム	認知症をもつ利用者5～9人が介護者とともに生活し，残った機能を発揮しながらすごす事業所
④地域密着型特定施設入居者生活介護	定員29人以下の有料老人ホームに適用される．入居者は要介護者およびその配偶者である必要がある
⑤地域密着型介護老人福祉施設入所者生活介護	定員29人以下の特別養護老人ホームに適用される

d サービス付き高齢者向け住宅

　バリアフリー構造等を有し，介護・医療と連携し高齢者を支援するサービス（少なくとも安否確認・生活相談サービス）を提供し，都道府県知事へ登録を行ったものをいう．国土交通省・厚生労働省の共管制度である．利用者は住宅とは別の（外部の）介護保険居宅サービスを用いて介護を受ける．

B 薬剤師のかかわりについて

　居住系サービス事業所は多様であり，「サービス付き高齢者向け住宅」のように，いわば「自宅」に近いものから，介護保険施設のように施設管理が行き届いた施設まである．

　薬剤師が訪問活動を依頼されるのは，前者に代表されるような，入居者が「外部の介護サービス」を利用する場合であろう．筆者は，薬剤師の訪問活動は，基本的には，自宅の場合と同じように行うのがよいと考える．つまり，患者（利用者の部屋）を訪れ，生活状況や服薬状況を直接観察し，利用者と対話し，指導を行うことである．

　ときに，訪問指導を依頼された薬剤師が患者に直接会わず，「居住系サービス事業所職員に薬物を渡すのみで指導を終える」例があると聞く．もちろん，この場合，指導を被保険者に行わないのであるから「在宅患者訪問薬剤管理指導」，「居宅療養管理指導」算定は不可能と考えられる．だが，算定可能かどう

か以前に，薬剤師の本領は，患者に直接会い，対話を通して正しく薬物を使用してもらうことにあろう（もとより，薬剤師には，窓口あるいは居宅で，患者（あるいは家族）への対面説明義務があると考えられる）．

　もちろん，対話不能なほどに障がいの重い患者もいるが，それでも患者の生活状況をみれば薬物の作用・副作用を知る手がかりがあろう．認知症の方を含め，可能な限り患者との対話を試み，服薬方法などに工夫を凝らすことで，よりよい服薬管理につながることは疑いない．

　また，対話しなくても患者に会うことは決定的な情報提供となる．このようなことを書いて大変恐縮ではあるが，居住系サービス事業所に来ている薬剤師が，患者と会わないために，調剤が必ずしも適切に行われていない例にもときに遭遇する．当該患者が経管栄養と経口摂取の双方を併用していることを薬剤師が知らないため，「粉砕して苦みのでる薬でも（経管で）患者に投与できる」ことが薬剤師が理解できない例，寝たきりで高度にるいそうが進んでいることを薬剤師が知らないため，身体予備力の低さを薬剤師が想像できず，抗菌薬投与などの緊急性が理解できないため「薬剤師が当日内に抗菌薬の調剤の必要がないと判断」している例，なども経験する．

　なにより，直接会うことの力は計り知れない．今後の薬剤師の居住系サービス事業所での活躍に期待している．

〔和田　忠志〕

7 各職種との連携のポイント

Ⓐ 医師

　患者宅に薬剤師が訪問するためには，医師の指示が必要となる．最初のうちは，医師・薬剤師を含めた多職種が参加する研修会などが，具体的な連携ポイントを学ぶことができ，大変参考になる．

　事例：最近では，クラウドサーバーによるデータ管理により，多職種間のデータ共有がスムーズになりつつある．各職種が収集した最新の患者データが，いつでも閲覧・確認することが可能である．このようなサーバー構築は医師が主体となり，各職種ごとにデータの閲覧・変更の制限をかけることが多い．とくに薬剤師は，処方内容や薬剤による副作用など，薬剤に起因する課題を中心にチェックを心がけたい．また，多職種が閲覧する内容であるため，誰がみても簡潔にわかりやすい記述が望ましい．

Ⓑ 看護師

　在宅医療にかかわる医療職のなかで，最も患者と接しているのが看護師である．どのような処置を行い，どのようなタイミングで訪問されているのか，など確認する必要がある．薬剤師ができること，すべきことを伝え，患者のために協働することが重要である．

　事例：中心静脈栄養法（TPN）やモルヒネが使用されているような，末期がん患者のケースでは，薬剤の管理も週に2回程度は必要となる．患者宅での薬剤の在庫管理もぎりぎりの数で行われるため，看護師の訪問のタイミングにあわせて，その都度，薬剤や医療用品が供給されなければならない．このようなケースでは，事前にこまめな確認が必要である．

Ⓒ ケアマネジャー

　ケアマネジャーが作成するケアプランは，在宅医療における多職種連携の重

要なポイントとして位置づけられており，居宅において高齢者がどのように過ごしていくかの目標設定をまとめた計画書である．薬剤師が行う「訪問薬剤管理指導」も当然，ケアプランのなかに明記されており，短期・長期の目標が掲げられ，それらが実行されているかの報告を行う必要がある（ケアマネジャーに対しても報告書の提出が算定要件に加わった）．

事例：要介護5で寝たきりの患者の介護のケース．胃瘻で栄養を摂り，膀胱留置カテーテルで排尿，褥瘡予防に体位変換電動ベッドでの生活であった．このようなケースにおいても，ケアマネジャーは常に介護者のよき傾聴者であり，いろいろな相談や悩みをすべて受け入れている．ケアマネジャーと連携を図ることで，患者・家族が，なにに困っているのかなど，具体的な介護者のかかえる問題を共有することができる．

D 地域包括支援センター

地域包括支援センターは，2005年の介護保険法改正により各市町村に設置された．地域住民の心身の健康の維持，生活の安定，保健・福祉・医療の向上と増進のため必要な援助，支援を包括的に担う，地域の中核機関としての役割がある．①介護予防マネジメント（保健師など），②総合相談・支援（社会福祉士），③権利擁護事業（社会福祉士），高齢者虐待防止・成年後見，④包括的・継続的マネジメント（主任ケアマネジャー）の4つである．

事例：訪問活動を行っていると，足の踏み場もないような掃除や整理が行き届いていない部屋を訪問することがある．このような場合，ケアマネジャーと連絡を取り合い，地域包括支援センターを通じて患者・家族を支えていくことが必要である．そのような情報をすぐさま感じ取り，発信することが求められる．

E 在宅医療における多職種の役割

どのような疾患でも在宅療養をされている患者は，なんらかの生活の制限がある．そこで，理学療法士，作業療法士，言語聴覚士の活躍が期待されている．とくにPTは，「座る，立つ，歩く」などの回復や維持，および運動療法や物理療法を実施するうえでの専門職である．PTの専門性を活かすことで，患者

の身体機能の維持の大きなサポートになる．看護師同様にフィジカルアセスメントを行っているので，PTと連携していくことで，薬剤の効果や副作用の確認も可能である．

　さらに近年，在宅医療に力を入れていると感じるのは歯科医師である．口腔ケアが在宅患者にとって重要なことはいうまでもないが，低栄養，誤嚥性肺炎の予防をはじめ，食べる・話すという機能を維持するため，歯科医師は欠かせない職種である．その情報から薬剤性の機能評価も可能である．

　多職種連携において薬剤師は，常に他の職種と自分の役割を考え，協働するメンバーの意見・情報を理解する技能を身につけることが重要である．さらに，自ら情報発信のするときは，薬剤師以外の誰にでもわかる言葉で的確に伝えることを心がけたい．

〔高橋　眞生〕

索　引

外国語

ADL　*3, 23, 114, 121*
Dr. ネット　*72*
IT ツール　*219*
NPUAP 分類　*173*
P- ネット　*72*
QOL　*23, 114*
Ritschel 理論　*148*
SpO$_2$　*133*

日本語

・・・・・あ・・・・・

アミノ酸輸液　*190*
アンプル　*189*

・・・・・い・・・・・

医薬分業　*11*
医療計画　*6, 8, 18*
医療保険　*84, 198, 211*
胃瘻　*178*

・・・・・え・・・・・

栄養サポートチーム（NST）　*180*
栄養士　*230*
嚥下障害　*153*

・・・・・お・・・・・

オピオイド鎮痛薬　*164, 166*

・・・・・か・・・・・

介護給付　*224*
介護券　*99*
介護付き有料老人ホーム　*231*
介護認定審査会　*224*
介護保険　*84, 198, 211, 224*
介護保険制度　*40*
介護保険被保険者証　*87*
介護保険料未払い者　*99*
介護予防支援事業者　*88*
介護療養型医療施設　*231*
介護老人福祉施設　*231*
介護老人保健施設　*89, 231*
かかりつけ医　*226*
かかりつけ薬剤師　*3, 9*
かかりつけ薬局　*9*
学校薬剤師　*57*
カテーテル関連血流感染予防　*183*
加齢　*140*
　　──黄斑変性　*143*
患者コミュニケーション　*111*
患者情報　*118*
完全皮下埋め込み式カテーテル　*183*
緩和ケア　*163, 168*
　　──チーム　*168*

・・・・・き・・・・・

規制緩和　13
キット製剤　182, 186
居住系サービス事業所
　　89, 90, 231
居宅介護支援事業者　88
居宅サービス計画　205
居宅療養管理指導　84
筋萎縮性側索硬化症　26

・・・・・く・・・・・

グループホーム　89

・・・・・け・・・・・

ケアカンファレンス　93, 225
ケアハウス　231
ケアプラン　88, 225
ケアマネジャー　32, 84, 93, 225
経口補水液　154
経腸栄養法　178
血圧　128, 133
血中濃度（薬物動態）　147
健康増進計画　6, 8
健康日本21　7
言語聴覚士　229, 235

・・・・・こ・・・・・

高額療養費制度　171
高カロリー輸液　170, 182, 188
抗がん薬　170
口腔乾燥症　142

口腔内崩壊錠　142
厚生労働省　17
抗認知症薬　152
公費対象　97, 98
高齢化率　21
高齢者　140
呼吸回数　133
個人情報管理規程　215
個人情報保護　214
コミュニティ・ファーマシスト
　　2, 9

・・・・・さ・・・・・

サービス事業所　86
サービス付き高齢者向け住宅
　　89, 231
災害支援　78
在宅医療推進　21
　——施策　17
在宅患者緊急時等共同指導　93
在宅患者緊急訪問薬剤管理指導　91
在宅患者訪問薬剤管理指導　84
在宅基幹薬局　101, 103
在宅経腸栄養法（HEN）　4, 178
在宅中心静脈栄養法（HPN）
　　4, 182
在宅訪問時携行品（名刺，名札）
　　214
作業療法士　229, 235
サポート薬局　101, 103
サルコペニア　141

し

歯科医師　93，229
事業継続計画（BCP）　78
ジスキネジア　157，159
社会的苦痛（緩和）　163
終末期　167
重要事項説明書・契約書
　　101，118，211
除圧　173
小児在宅医療　13
褥瘡　172
　──治療薬　175，176
処方監査　114
診療報酬　19，21

す

水中油型基剤　175
睡眠障害　154

せ

生活保護者　99
生活保護法　200
精神的苦痛（緩和）　163
摂食障害　153
全国薬剤師・在宅療養支援連絡会
　　（J-HOP）　49

そ

相互作用　114
創傷被覆材　172

た

体圧分散マット　174
退院時共同指導　95
体温　133
多職種連携　63，65，68，114，234
脱水　154

ち

地域完結型　6
地域包括ケア　6
地域包括支援センター　225，235
地方厚生局　86
地方厚生支局　198
中国残留邦人　99
　──等支援法　200
中心静脈カテーテル　182
超高齢化社会　14，21
調剤券　99
調剤報酬改定　72，105
治療材料　192

て

提供薬局　104
デブリードマン　175

と

糖・電解質基本液　190
特定保険医療材料　193
特別養護老人ホーム　89
届出書類　198
ドライマウス　142

・・・・・な・・・・・

内服薬　143

・・・・・に・・・・・

尿失禁　154
認知機能　144
認知症　61, 144, 151
　　──周辺症状（BPSD）
　　144, 151, 153

・・・・・は・・・・・

パーキンソン病　157
バイタルサイン　27, 134, 138
排便障害　154
バイヤル　189
ハイリスク薬　209
白内障　143
半固形化栄養剤　179

・・・・・ひ・・・・・

被保険者　87
病院完結型　6
微量元素（輸液）　182

・・・・・ふ・・・・・

フィジカルアセスメント　129, 133
フーバー針　183
副作用モニタリング　146
服薬カレンダー　23, 48, 58, 122
服薬管理支援　114, 140
服薬コミュニケーション　111

服薬支援　76, 121
服薬遵守　155
服薬状況　22
プレフィルドシリンジ製剤
　182, 188

・・・・・へ・・・・・

併用禁忌　114
へき地医療　81
ヘルスアセスメント　133

・・・・・ほ・・・・・

訪問看護　228
　　──師　93, 228
　　──ステーション　228
訪問指示　117
訪問診療　226
訪問同意書　211
訪問服薬指導　31
訪問薬剤管理指導　2, 108, 117
ホームヘルパー　230
保険薬局　86

・・・・・ま・・・・・

末梢挿入中心静脈カテーテル　183
麻薬　26, 169
　　──管理指導加算　93

・・・・・み・・・・・

身だしなみ　112
看取り　21
脈拍　128, 133

••••••• む •••••••

無菌調剤　13，104，188

••••••• や •••••••

薬学的管理指導計画書　118，205
薬剤服用歴　93
薬物動態　146
薬局内外の掲示物　212

••••••• ゆ •••••••

有料老人ホーム　89
輸液組成　182
輸液バッグ　190
輸液ポンプ　183
油中水型基剤　175

••••••• よ •••••••

要介護状態　224

養護老人ホーム　89
予防給付　224

••••••• り •••••••

理学療法士　229，235
リハビリテーションスタッフ　229
利用薬局　104
緑内障　143

••••••• れ •••••••

連結管　190

••••••• ろ •••••••

ロコモティブシンドローム
　140，141

memo

memo

在宅医療の技とこころ
在宅薬剤管理入門
コミュニティ・ファーマシストの真髄を求めて　　Ⓒ 2014

定価（本体 3,000 円＋税）

2014 年 9 月 15 日　1 版 1 刷

監修者　和田　忠志
　　　　川添　哲嗣
編　者　大澤　光司
　　　　宇田　和夫
　　　　高橋　眞生
　　　　串田　一樹

発行者　株式会社　南山堂
　　　　代表者　鈴木　肇

〒 113-0034　東京都文京区湯島 4 丁目 1-11
TEL 編集(03)5689-7850・営業(03)5689-7855
振替口座　00110-5-6338

ISBN 978-4-525-78581-9　　Printed in Japan

本書を無断で複写複製することは，著作者および出版社の権利の侵害となります．
JCOPY ＜(社)出版者著作権管理機構 委託出版物＞
本書の無断複写は著作権法上での例外を除き禁じられています．複写される場合は，
そのつど事前に，(社)出版者著作権管理機構（電話 03-3513-6969，FAX 03-3513-6979，
e-mail: info@jcopy.or.jp）の許諾を得てください．

スキャン，デジタルデータ化などの複製行為を無断で行うことは，著作権法上での
限られた例外（私的使用のための複製など）を除き禁じられています．業務目的での
複製行為は使用範囲が内部的であっても違法となり，また私的使用のためであっても
代行業者等の第三者に依頼して複製行為を行うことは違法となります．

在宅医療の技とこころ　好評発売中！

在宅医療 臨床入門
和田 忠志 著　　◎A5判 122頁　◎定価（本体2,200円+税）

チャレンジ！在宅がん緩和ケア　改訂2版
平原 佐斗司・茅根 義和 編著　　◎A5判 289頁　◎定価（本体3,600円+税）

在宅栄養管理　—経口から胃瘻・経静脈栄養まで—
小野沢 滋 編著　　◎A5判 223頁　◎定価（本体3,200円+税）

在宅で褥瘡に出会ったら
鈴木 央 編著　　◎A5判 155頁　◎定価（本体2,800円+税）

認知症の方の在宅医療　改訂2版
苛原 実 編著　　◎A5判 243頁　◎定価（本体3,400円+税）

"口から食べる"を支える　在宅でみる摂食・嚥下障害，口腔ケア
新田 國夫 編著　　◎A5判 182頁　◎定価（本体3,000円+税）

チャレンジ！非がん疾患の緩和ケア
平原 佐斗司 編著　　◎A5判 234頁　◎定価（本体3,400円+税）

リハビリテーションとしての在宅医療
藤井 博之・山口 明・田中 久美子 編著　　◎A5判 213頁　◎定価（本体3,200円+税）

在宅薬剤管理入門　コミュニティ・ファーマシストの真髄を求めて
和田 忠志・川添 哲嗣 監修　　◎A5判 241頁　◎定価（本体3,000円+税）

詳しい内容につきましては，弊社ホームページをご覧下さい．
http://www.nanzando.com/